DETOX PARA CAMBIAR TU VIDA

Beatriz Larrea

DETOX PARA CAMBIAR TU VIDA

*Cómo alcanzar un peso ideal y ganar
en salud y belleza*

PRÓLOGO

Carmen Posadas

la esfera ◢ de los libros

Primera edición: junio de 2024

© Beatriz Larrea Zepeda-Carranza, 2016
© Prólogo: Carmen Posadas, 2016
© La Esfera de los Libros, S.L., 2016, 2019
Avenida de San Luis, 25
28033 Madrid
Tel.: 91 296 02 00
www.esferalibros.com

ISBN: 978-84-1384-832-7
Depósito legal: M-8668-2024
Diseño y maquetación: Dímeloengráfico
www.dimeloengrafico.es
Recursos gráficos de apoyo diseñados por Dímeloengráfico y Freepik
Impresión y encuadernación: Cofás
Impreso en España-*Printed in Spain*

Índice

NUTRICIÓN DETOX

DEDICATORIA

A *Bernardo Cremades Jr.*, por darme la fuerza, los medios, el amor y la confianza en mí misma para crecer personal y profesionalmente.

A *mi madre*, por su paciencia, amor y apoyo incondicional.

Gra

A *mi madre*, por su eterno apoyo y su generosidad. Porque hoy soy lo que soy gracias a ella; gracias por ser mi guía y mis ojos cuando yo no he podido ver. A *mi padre* al que, aunque ya no está conmigo le debo mucho y nunca lo olvidaré. A *Bernardo Cremades Jr.* por creer en mí, por darme tanto amor y apoyarme a lo largo de estos años. A *mi hermano Ricardo*, por su apoyo y sus sabios consejos. A *Elena*, por su compañía, amistad y por conocerme tan bien y explicarme qué me pasa cuando ni yo lo sé. A *Jaime, mi hermano y su familia* (sobre todo, *Andrés*), por dejarme formar parte de la familia y por su cariño. A *Bernardo Cremades Senior*. por su apoyo incondicional y su generosidad. A *Muriel*, por adentrarme en el mundo de la salud y la nutrición. A *Mamen Díaz*, por ayudarme e impulsarme en mi carrera profesional y haber hecho este libro posible. A *Mónica Liberman* y el *equipo de La Esfera de los Libros*, por guiarme y darme la oportunidad de publicar mi libro. A *Carmen Posadas*, por su apoyo y guía. A la *familia López Guerra Larrea*, por su amor, amistad, apoyo. A *mi tía Gina*, por haberme mantenido a flote en el peor momento de mi vida. Sin ti, hoy no estaría aquí. A la nutrióloga *Nathaly Marcus*, porque me dio la base de mis conocimientos, aconsejó y despertó en mi

cias

la pasión por el mundo de la salud. Recuerdo que, tras escucharla en algún curso, cuando me planteaba mi futuro profesional, en medio de tanta confusión, pensé en «ella». Gracias por darme inspiración y dibujarme el camino. A *Tanya y Alex Cremades*, por tantas noches y cenas que hemos compartido, por ser mis compañeros, mi apoyo y mi familia. A *Leticia Román*, porque cuando llegué a vivir a Madrid me hizo sentir como en casa y fue mi guía para poder empezar mi carrera profesional en esa ciudad. A *Vic y Ana Paula* por darme mi primera oportunidad. A *Toño Taracena, Diego Covarrubias, Alejandra Brockmann y Ana Serra*, por su amistad y cariño. Os quiero. A *Paola Alamán* por su gran ayuda con la cocina y las recetas. A *Martina* y *Leo* de Il Tavolo Verde por alimentarme de una manera saludable y deliciosa durante este proceso. A *España* y todos los españoles que me han abierto las puertas a su maravilloso país y a su cultura, por ayudarme a crecer profesionalmente y hacerme sentir como en casa. *Gracias.*

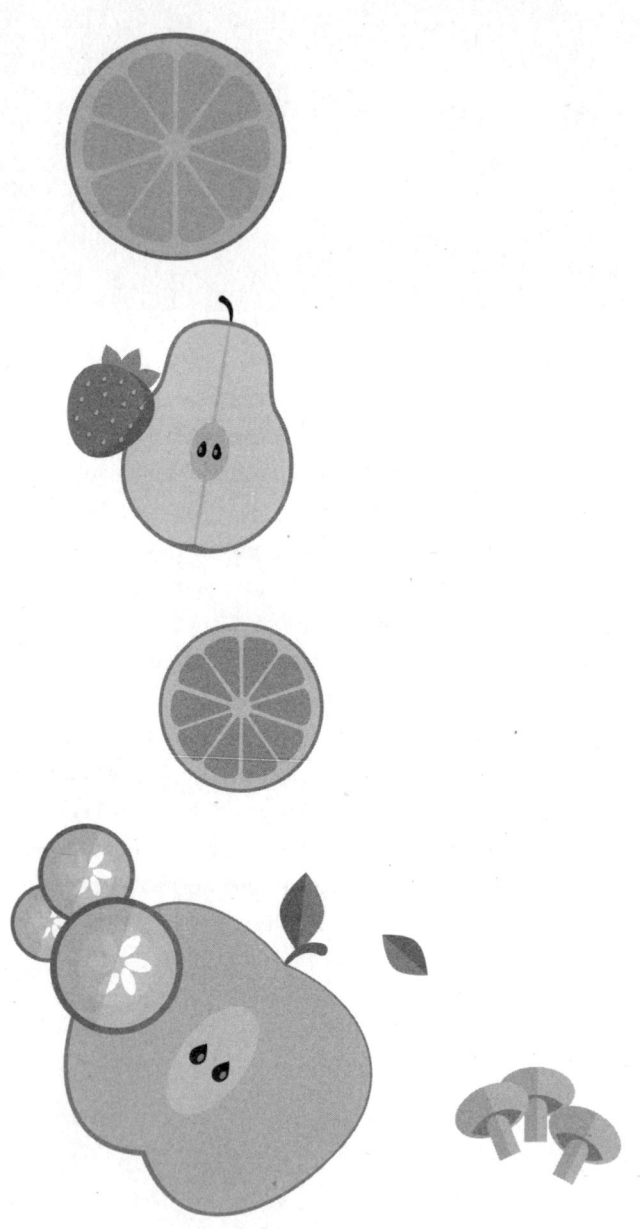

PRÓLOGO

Vivimos en un mundo hiperinformado. Nunca se ha tenido acceso a tantos conocimientos, estudios, opiniones, informes, estadísticas. Es tal la sobredosis de información que uno naufraga en ella sin remedio. Tomemos el tema de la salud y la belleza, que es el que nos ocupa. ¿Cuántas veces nos hemos visto abrumados por noticias contradictorias, sesgadas, equivocadas o directamente malintencionadas? Me considero una persona curiosa a la que le gusta estar al día y más aún en lo que se refiere a una esfera de la vida tan importante como esta. He leído mucho, y con interés, y sin embargo siempre me encuentro con el mismo problema. Los libros que tratan de belleza y salud, o bien son demasiado técnicos y complejos o todo lo contrario, superficiales y perfectamente banales. Por eso ha sido para mí una gratísima sorpresa toparme con la propuesta que nos ofrece Beatriz Larrea en *Detox para cambiar tu vida*. ¿Es posible ganar en belleza, juventud y salud solo cambiando ciertos hábitos de alimentación? Todos sabemos que sí, pero nos parece una labor hercúlea únicamente al alcance de personas con una gran disciplina y dedicación. Bien, pues una de las primeras sorpresas de este libro es que no tiene por qué ser así. Lo que nos propone Beatriz muy inteligentemente empieza por conocer a fondo cómo funciona nuestro organismo para luego «resetearlo» de la manera más eficaz. Y lo hace de una forma amena y a la vez rigurosa, haciéndose eco de recientes estudios y de estadísticas de probada solvencia. Les aseguro que no naufragarán en un mar de información abrumadora e inconexa, sino que encontrarán datos razonables y razonados. Como el saber es poder, una vez que comprendemos cómo funciona nuestro cuerpo y cuáles son sus reacciones y dificultades, cambiar de hábitos no solo es posible sino inevitable. Este es un libro honesto. No ofrece soluciones milagro. La diferencia entre lo que aquí se propone y las dietas es que aquí no se prometen resultados instantáneos. Como bien dice Beatriz: «Conmigo no alcanzarás tu objetivo en un mes, seis o un año. Nuestro objetivo es para siempre. Esta no es una carrera de velocidad sino de resistencia».

¿Resistiré?, se pregunta uno a continuación. ¿No será este uno de esos libros que se leen muy aplicadamente y luego nunca se ponen en práctica porque las soluciones que apunta son tan bien intencionadas como imposibles (o latosas o directamente absurdas)? La respuesta es un enfático ¡NO! Les aseguro que no sale uno de la lectura de este libro igual que como ha entrado. El secreto de que así sea se sintetiza en una palabra inglesa de no muy fácil equivalencia en español: *awareness*. La traducción más habitual de esta palabra es conciencia, despertar la conciencia, pero el concepto es un poco más amplio. Incluye también la idea de estar alerta, vigilante. Alerta y vigilante a lo que pasa dentro de nuestro cuerpo, a saber qué lo intoxica y, por el contrario, qué lo hace funcionar de modo que sus beneficios redunden en belleza y salud. También en juventud. Todos sabemos más o menos qué antioxidantes o qué nutrientes ayudan a tener mejor piel, mejor pelo, mejor aspecto. Pero nos encontramos también con demasiada frecuencia con falsas verdades. ¿Qué es una falsa verdad? ¡Estamos rodeados de ellas! La más evidente es la moda. De pronto alguien inventa una dieta «revolucionaria» y allá va todo el mundo detrás, como los ratones en el cuento «El flautista de Hamelín», dispuestos a tirarse por un barranco al son de la engañosa música que toca. Lo mismo se aplica a tratamientos de belleza, a cosméticos, o los carísimos productos pseudosaludables, tan atractivos como tramposos. Otra falsa verdad muy común son los productos «sin». ¿Cuál es la verdad sobre los productos sin azúcar? ¿Y los bajos en grasa? Frente a estas falsas verdades, Beatriz nos propone otras que son de sentido común, de probada eficacia lejos de modas, publicidades engañosas y opiniones interesadas. Y lo hace razonando por qué, explicando, con rigor y simplicidad, cuáles son los procesos que desencadenan en nuestro cuerpo unos y otros; por qué los primeros son buenos y los segundos simples espejismos. Después de brindarnos una lista de los que nos ayudan a conseguir nuestro objetivo, el libro acaba con un plan a la medida de cada uno. Para algunos será más exigente, para otros más laxo o gradual. Ustedes eligen. Lo que sí puedo asegurarles es lo que antes les decía, y me reitero. No se puede leer este libro «impunemente». Cuando lo terminen verán que ya han empezado ustedes a cambiar sus hábitos y a sentirse mucho mejor. Eso, al menos, es lo que me ha pasado a mí.

Gracias, Bea, por este hermoso regalo.

Carmen Posadas

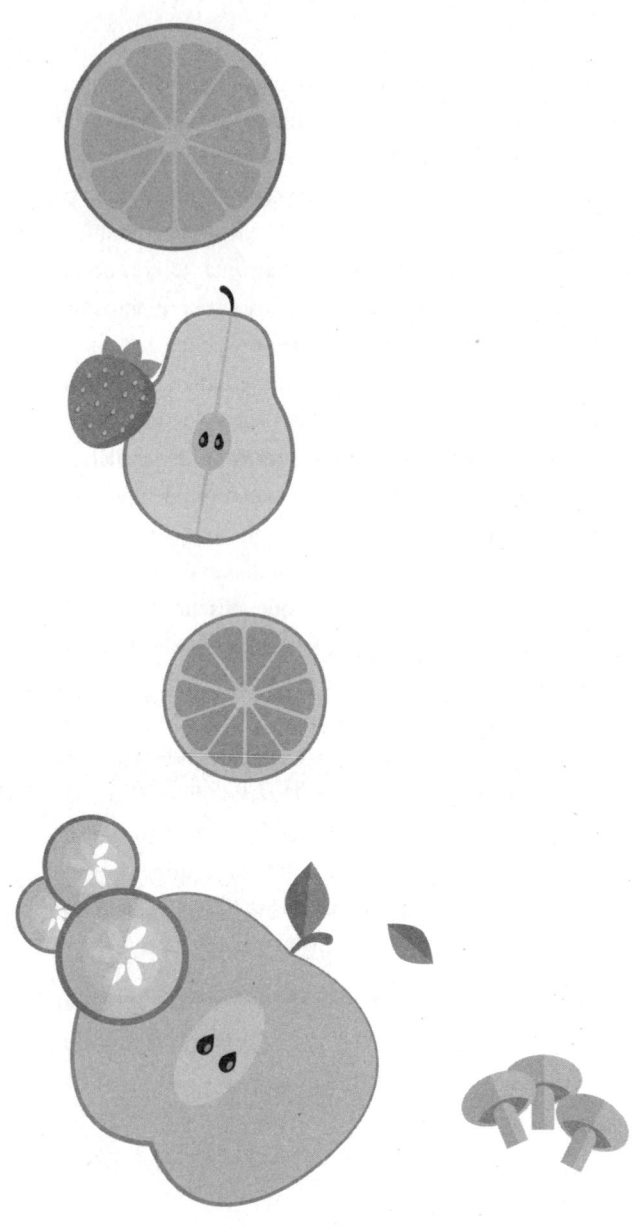

INTRODUCCIÓN

Salud no es solamente la ausencia de enfermedades.

H A N N A H   G R E E N

LA PELEA CON MI CUERPO

Todo empezó cuando cumplí trece años y comencé a subir de peso. En general, pesaba unos 11-12 kg más de lo que peso ahora. Desde esos trece hasta los veintisiete años, recuerdo una pelea constante con los kilos extra, obsesionándome por cuánto pesaba o cómo me veía, y sintiendo emociones muy negativas como la baja autoestima, la angustia y la depresión. Así que me decidí a visitar nutricionistas, psiquiatras y psicólogos. Vi todos los habidos y por haber en México, París, Ginebra y Nueva York, probé todas las teorías dietéticas y me leí todos los libros que había en el mercado. A veces, como mucho, lograba bajar un par de kilos, pero al final siempre los recuperaba.

El círculo vicioso era siempre el mismo: iba a ver a una nutricionista, me daba una dieta estricta y restrictiva sin conocerme ni escucharme de verdad, me sometía a dicha dieta sintiéndome triste, y me basaba en la fuerza de voluntad para poder seguir tan duras directrices. En algún momento la fuerza de voluntad se me acababa, dejaba de ver a la nutricionista y volvía a comer lo mismo que antes, solo que ahora con más ganas y con un metabolismo más lento que hacía que poco a poco, año a año, engordara cada vez más.

Con el tiempo esto trajo de la mano problemas crónicos de salud, como la colitis y el síndrome del intestino irritable (IBS), que en su momento me tenía el estómago inflamado todo el tiempo y con mucho dolor, yendo al baño solo 1 vez por semana. Total, que me sentía mal, hinchada, cansada, sin energía y con dolores, y encima me veía horrible en el espejo. Nunca estaba a gusto con mi cuerpo.

Además, por si fuera poco, tenía problemas de acné. Vi a muchos dermatólogos, que me mandaron medicamentos pero al final nunca se me quitó. También, cuando tenía entre veinticinco y veintisiete años, tuve unos dolores de espalda muy fuertes, de los que ni los doctores ni las resonancias magnéticas llegaron a descifrar sus causas, así que acabé tomando pastillas muy fuertes para el dolor, ya que no podía ni caminar ni dormir. Al final, sumando, me medicaba para el acné, para ir al baño, para el dolor de espalda, para el de cabeza, y me sentía fatal. Mi cuerpo estaba muy intoxicado. Mi piel apagada y mi pelo se caía sin cesar.

EL MOMENTO DEL CAMBIO

Cuando terminé el máster en relaciones internacionales en Nueva York, me di cuenta de que los problemas medioambientales que sufre este planeta son, en gran parte, causados por nuestro estilo de vida y alimentación, y después de leer un par de libros sobre ello decidí que ya estaba harta de nutricionistas, médicos, medicamentos, análisis y demás, que no solo no me habían mejorado en lo más mínimo, sino que además hacían que me sintiera cada vez peor.

Ahí fue donde dije: «Hasta aquí he llegado», y de un día para otro dejé todas y cada una de las pastillas que tomaba y entré a estudiar en el Institute for Integrative Nutrition, también en Nueva York, para ser *health coach*. Poco a poco fui aprendiendo la importancia de la alimentación y de un estilo de vida sano en nuestra salud, peso y bienestar. Conocí a muchos de los profesores del IIN, y junto a un grupo de profesionales compuesto por un quiropráctico, naturistas, médicos integrales, y sobre todo el doctor Sarno, sumado a la cultura de la salud tan intensa y absorbente que caracteriza y mueve a la ciudad de Nueva York, empecé a aprender y a cambiar mi percepción sobre las dietas y la salud. En resumen, estudié mucho, leí mucho y me rodeé de la gente adecuada en Manhattan.

Al cabo de un año, ya pesaba 10 kg menos (que es lo que peso hoy), la colitis había desaparecido (tras darme cuenta de qué alimentos me estaban inflamando y me provocaban intolerancia), y el dolor de espalda también se fue (tuve la suerte de que el doctor Sarno me enseñara la conexión que hay entre las emociones y los dolores de espalda, cuello y rodillas). A mis veintisiete años me sentía mejor que a los diecisiete, la energía regresó, mi piel se limpió, mis emociones negativas desaparecieron, y aprendí a quererme y respetarme a mí misma, lo suficiente como para cuidarme y tener un estilo de vida sano. Comencé a dormir bien, a tomar zumos y batidos, me convertí en la clienta número uno de los *whole foods market* (cadena de supermercados de alimentos naturales y orgánicos), aprendí a cocinar, comencé a hacer ejercicio (amor absoluto por el *soulcycle*) y mi vida en general cambió a mejor.

Me volví una apasionada de la salud y del estilo de vida sano. Me puse a estudiar y aprender todo lo que podía sobre el tema (podéis verlo en mi currículum), y ya no pienso dejar de hacerlo. La cultura de Nueva York y Londres dejó huella en mí, ya que son ciudades que están liderando una corriente fuertísima prosalud, que, poco a poco y de manera silenciosa, está tomando cada ciudad de Occidente y que, como yo, ha llegado a Madrid y México para quedarse. Hoy ya llevo siete años viviendo así, nunca he vuelto a subir de peso (con excepción de las vacaciones, en las que puedo ganar un par de kilos, pero en cuanto vuelvo a mi manera de alimentarme y de vivir, mi cuerpo los pierde de nuevo) y la salud se ha convertido en lo más importante para mí. Me siento mejor que nunca, tengo energía, duermo bien, mi piel no tiene acné, mi cabello ha crecido fuerte y brillante y prácticamente jamás se me rompe una uña, tengo un peso ideal y soy realmente feliz. Este libro es la conclusión de todo lo que he aprendido a lo largo de este viaje en el mundo de la nutrición, lo que me han enseñado los libros, médicos, profesores, nutriólogos funcionales, ciudades, estudios etc., pero sobre todo les hablaré sobre mi experiencia; nada de lo que aquí escribo no lo he vivido o probado yo. Soy una mujer normal, con una vida normal, con un marido que le encanta salir a restaurantes e ir de viaje, por lo que tengo que adaptar mi estilo de vida y mi alimentación al mundo fuera de los *juice bars* y mi cocina. Me encanta la tarta de zanahoria y el chocolate, de vez cuando, si se me antoja, me los como. Disfruto de la vida y cuando quiero me doy mis caprichos. No soy ni la más flaca, ni la más guapa; soy normal. Disfruto mucho de la vida y hoy soy realmente feliz.

SOBRE TI

Si estás leyendo este libro es porque buscas un mejor presente y un mejor futuro. Puede ser que quieras perder peso, mucho o poco, tal vez no es solo por verte mejor, sino por sentirte bien, tener más energía y poder prevenir enfermedades degenerativas. Tal vez lleves tiempo luchando contra problemas crónicos de salud o te acaban de diagnosticar alguna enfermedad grave. A lo mejor, estás leyendo esto para ayudar a un ser querido o cuidar mejor de tu familia.

La mayoría de nosotros tenemos un trabajo, disfrutamos de la vida, cuidamos a nuestra familia. Somos inteligentes. Trabajamos mucho. Y aun así, nos encontramos decepcionados cuando hablamos de salud y peso. Hemos intentado todas las dietas del mercado. Ninguna ha funcionado —después de pasar mucho tiempo contando y eliminando calorías, pagando productos carísimos para bajar de peso y peleándonos con el hambre y los antojos—, estamos en el mismo lugar donde empezamos. Qué frustrante. Siempre escucho y leo lo mismo: «Bea, he probado todo, ¿por qué esto va a ser diferente?». La verdad es que me emociona cuando me dicen eso porque yo sé que la transformación está a punto de comenzar. Tranquila, respira hondo, y déjamelo a mí. Todo lo que has hecho no ha solucionado el problema, así que no pierdes nada intentando algo diferente, y si no te funciona volverás a tus hábitos anteriores y ya está. No tienes nada que perder y mucho que ganar. Permíteme ser tu guía y darte la bienvenida al mundo de la salud.

¿QUÉ PROPONGO?

El fin de las dietas. Ya sabemos que, por lo general, las dietas no funcionan y son terribles para tu salud. Yo no te prometo resultados instantáneos ni a corto plazo. Conmigo no alcanzarás tu objetivo en 1 mes, ni 6 ni 12. Mi objetivo es para siempre. Esto no es una carrera de velocidad, sino de resistencia. La salud se construye, nada es de un día para otro. Mi programa de detox está dividido en tres fases, de la más sencilla a la más difícil. Este programa de desintoxicación está diseñado para potenciar tu salud y belleza desde dentro. Todos estamos acostumbrados a lavar el coche, limpiar la casa, ducharse, llevar el coche al taller; sin embargo, nunca nos preocupamos por limpiar desde dentro nuestra pertenencia más preciada: nuestro cuerpo.

Al hacer mi programa de 3 semanas habrás enviado el coche al taller, pero piensa: ¿lo mandas para que lo arreglen y después vuelves a chocar con él? Te pregunto, ¿quieres verte bien, sentirte de maravilla, gozar de una salud óptima y tener un peso ideal durante un mes o para siempre? Si es para siempre, no puedes adoptar cambios durante un mes porque los resultados serán solo temporales. Quiero enseñarte que existe una manera diferente de hacer las cosas, de alcanzar un peso ideal sin tener que sufrir ni basarnos en las restricciones y en el constante malestar que generan las dietas. Yo me enfocaré en tu salud y, como resultado, bajarás de peso; no me centraré en el peso y en consecuencia dañaré tu salud. En pocas palabras, lo que yo busco es un cambio en tu percepción sobre los alimentos y que poco a poco vayas adoptando hábitos que construyan tu salud y fomenten tu bienestar a largo plazo. Mi objetivo es ayudarte a convertirte en la mejor versión de ti misma. Lo único que necesito de ti es una mente abierta acompañada de la motivación y la disposición para aprender y adoptar nuevos hábitos, no porque alguien te lo imponga, sino porque tú entiendes y sabes que es lo mejor para ti. La pérdida de peso será una consecuencia pero no un fin.

Las dietas nos han fallado, hoy hay más teorías de dietética y estamos más gordos que nunca. Después de haber hecho muchas, me di cuenta de que una dieta debe de ser considerada exitosa si los alimentos que se comen apoyan y fomentan una vida larga, sana y feliz protegiéndote contra enfermedades degenerativas. *Olvídate de las calorías. El secreto de una vida saludable está en los micronutrientes. El valor nutricional en tu dieta determina tu salud física, emocional y mental.* El enfoque que debes tener es el de escoger alimentos que te ayuden y apoyen tu supervivencia y bienestar a largo plazo. Cualquier dieta que adoptes temporalmente te traerá resultados temporales, ya que eventualmente tu cuerpo y tu peso se adaptarán a la dieta que emprendas a largo plazo.

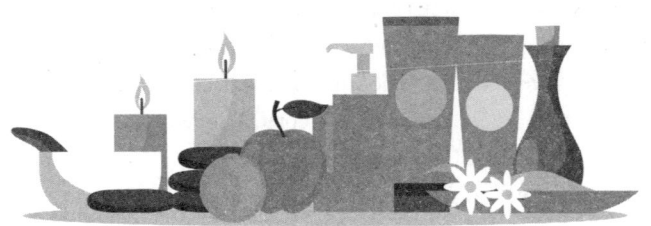

TÚ ERES LO QUE COMES.
¿POR QUÉ ES IMPORTANTE LA SALUD?

Lo que más me sorprende de la humanidad es que pierden su salud para ganar dinero y después pierden el dinero tratando de recuperar la salud.

DALAI LAMA

Antes que nada creo que todos estamos de acuerdo en que el mayor regalo que tenemos en nuestra salud. Si no hay salud no hay trabajo, no hay familia, no hay amigos, no hay diversión, no hay nada. Sin embargo, no cuidamos nuestra salud porque pensamos que el proceso de enfermar depende de lo que nos tiene preparado el destino y de nuestros genes. Ahora gracias a la ciencia de la epigenética sabemos solo un 10 por ciento de las enfermedades degenerativas dependen de la genética y que aun si tienes la predisposición, los genes cargan la pistola pero tú aprietas el gatillo con tu estilo de vida y tu alimentación. Hay que dejar de culpar a nuestros genes y a la suerte y mejor ser responsables de nuestras vidas. Como nos dice Newton, toda acción tiene una reacción, y las acciones que tú tomes hoy traerán una consecuencia en tu futuro. Hoy nos encontramos inmersos en una crisis de salud en Occidente, hay un desfile epidemiológico en relación con la obesidad y las enfermedades degenerativas y una creciente frustración de la población ya que no entiende lo que le pasa ni por qué le pasa puesto que el médico no tiene tiempo de explicarlo en una consulta que dura aproximadamente 10 minutos. Esto ha creado una demanda y un regreso a lo natural, alternativo y preventivo. El mundo está cambiando.

Datos

De acuerdo con la Organización Mundial de la Salud:

✓ El cáncer es la segunda causa de muerte y se prevé que haya un incremento de un 45 por ciento entre 2007 y 2030. Se estima que los nuevos casos de cáncer en el mismo periodo se dispararán de 11,3 millones en 2007 a 15,5 millones en 2030.

✓ En España los infartos son la principal causa de mortalidad. Si eres hombre tienes un 50 por ciento de probabilidades de morir de algún problema cardiovascular. Más del 80 por ciento de las muertes prematuras por infartos o derrames se pueden prevenir con una dieta y un estilo de vida saludable.

✓ Más de un 50 por ciento de la población española tiene problemas de sobrepeso, lo que sitúa a España como uno de los países con más sobrepeso dentro de Europa. Y con más sobrepeso infantil que Estados Unidos.

✓ Más de 347 millones de personas en todo el mundo tienen diabetes de tipo 2. Las muertes como consecuencia de esta enfermedad se incrementarán más del 50 por ciento en los próximos 10 años. En México, casi un 10 por ciento de la población tiene diabetes y un 70 por ciento sufre de sobrepeso como consecuencia del consumo de refrescos y alimentos azucarados. México es el primer consumidor de refrescos a nivel mundial.

✓ Hoy, 1 de cada 11 personas a nivel mundial tienen diabetes. Esto es una epidemia. Aproximadamente 1,6 billones de personas tienen sobrepeso y 400 millones son obesos. Mundialmente más de veinte millones de niños menores de cinco años ya tienen sobrepeso. México es el país con más sobrepeso a nivel mundial y España le viene pisando los talones con más de un 57 por ciento de la población con sobrepeso y el 16 por ciento tiene obesidad.

✓ Se calcula que esta es la primera generación en la historia del ser humano que los padres van a vivir más años que sus hijos.

✓ Más del 70 por ciento de la población española y mexicana se muere de enfermedades degenerativas, sobre todo de cáncer e infartos. La Organización Mundial de la Salud afirma que más del 40 por ciento de los casos de cáncer se puede prevenir con un estilo de vida saludable, una cifra, en mi opinión, muy moderada, ya que las escuelas en las que yo he estudiado en Nueva York y Londres elevan la cifra al 90 por ciento.

✓ En 1970 el autismo solo afectaba a 1 niño por 10.000. Hoy, en algunos lugares, es 1 de cada 150. Cada 20 minutos un niño es diagnosticado de autismo.

✓ En Estados Unidos (y es muy parecido en todo Occidente) a la mitad de la población se les diagnosticará cáncer a lo largo de su vida y una quinta parte morirán a causa de esta terrible enfermedad.

Ahora dime, ¿cuál es tu enfermedad? ¿Tienes sobrepeso? ¿Depresión? ¿Colesterol alto? ¿Diabetes? ¿Falta de energía? ¿Estreñimiento? ¿Envejecimiento prematuro? Lo que hayas hecho hasta llegar aquí me da igual, lo que me interesa es lo que vas a hacer el respecto. Los problemas no te definen, lo hacen las soluciones. A menos que estés a diez metros bajo tierra, nunca es demasiado tarde para retomar el control de tu destino.

Al final, somos lo que comemos. Ya sé que siempre decimos esto, pero ¿sabes realmente lo que significa? El cuerpo humano se está regenerando y reconstruyendo constantemente, la piel cada mes, el intestino cada cuatro días y, en general, todos tus órganos se regeneran en muy poco tiempo, al cabo de siete años todo tú eres alguien completamente nuevo. ¿Sabes cómo hace esto el cuerpo? Pues en vez de utilizar clavos, cemento y martillos para construirse, utiliza vitaminas, aminoácidos, minerales y enzimas. Estos magníficos nutrientes solo vienen de lo que comemos. Si tú te dedicas a comer alimentos de mala calidad, los cimientos de tu edificio serán de mala calidad, durarán poco tiempo y al primer huracán que pase tu casa se vendrá abajo. ¿Qué quiere decir esto? Que te verás y te sentirás peor. Tu cuerpo se degenerará con gran rapidez y probablemente tu vida será más corta.

Hoy, por primera vez en la historia del ser humano, tenemos la capacidad de alcanzar nuestro potencial. Hasta hace poco más de cien años luchábamos por sobrevivir y solo un 10 por ciento de la población llegaba a los sesenta y cinco años, ya que las condiciones de vida eran muy duras y las personas estaban sometidas a un envejecimiento prematuro. Hoy, por fin, tenemos la tecnología, la información, los avances en medicina *antiaging,* en nutrición, para llegar a nuestro potencial, no solo en la cantidad sino en la calidad de años de vida.

Así que infórmate, sé proactivo, lee, pregunta y no te conformes con lo que hacen todos los demás. Si actúas igual que ellos, acabarás como todos. Sé diferente. Aliméntate de un modo diverso, sé el responsable de tu vida y de la de tu familia. ¿En manos de quién vas a poner tu salud? ¿Del gobierno? ¿De las empresas farmacéuticas? ¿De las empresas multinacionales de alimentación masiva? Si es sí, piénsalo dos veces, la mayoría de estas empresas están ahí para ganar dinero y hacérselo ganar a sus inversores en Wall Street, no para preocuparse de tu salud. ¡La única persona que puede cuidar de tu salud y de la de tu familia eres tú!

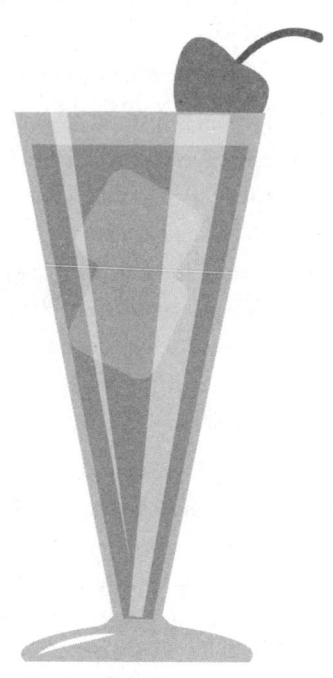

LA NECESIDAD DE UN PERIODO DETOX

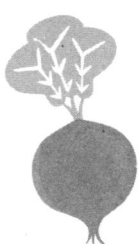
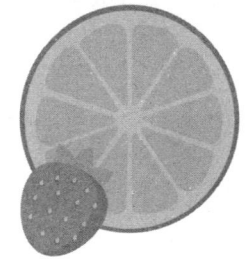
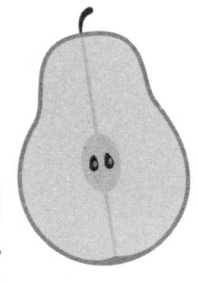

EL QUÉ, CÓMO, QUIÉN Y CUÁNDO DEL DETOX

No es una medida de la salud estar bien adaptado a una sociedad profundamente enferma.

JIDDU KRISHNAMURTI

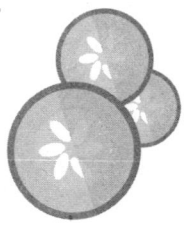

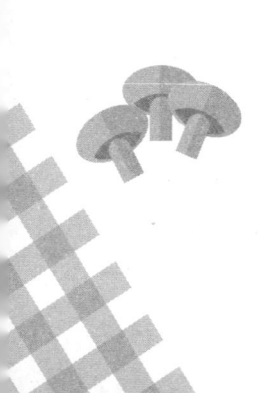

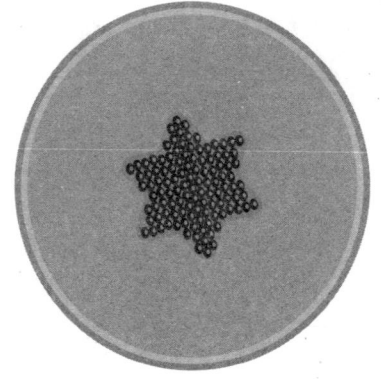

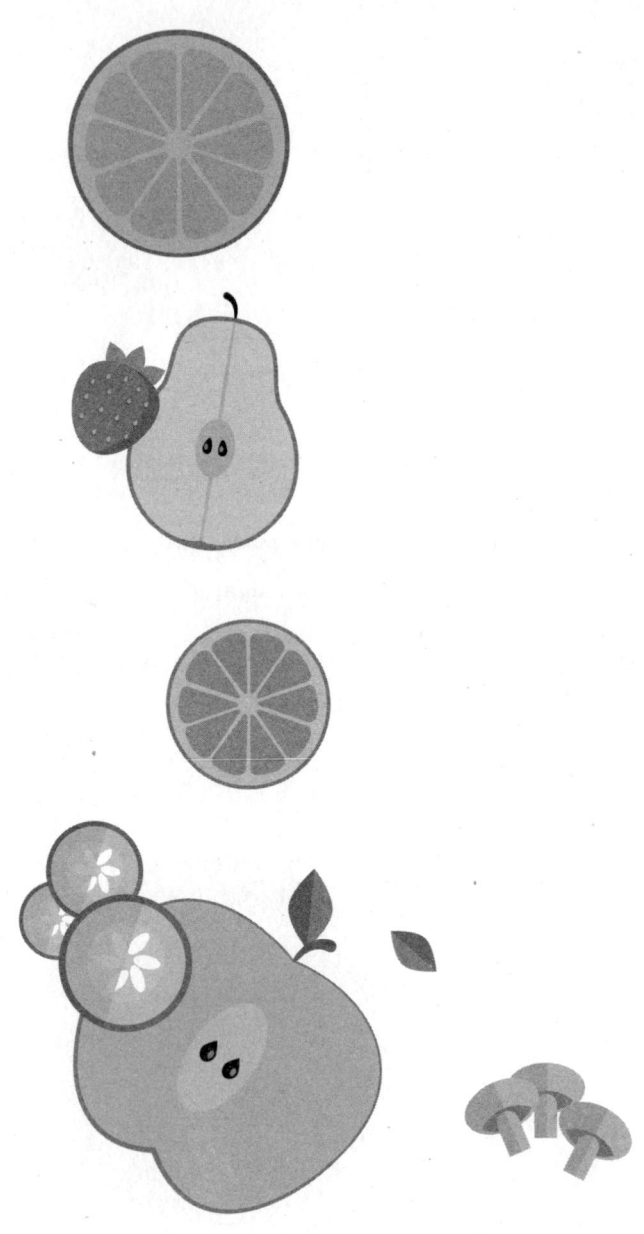

NO PUEDES ESTAR SANO EN UN PLANETA ENFERMO

Los osos polares viven lejos de la civilización, y aun así, de todos los animales del mundo, son los más contaminados por residuos químicos tóxicos, de un modo tan grave que afecta a su sistema reproductivo e inmunológico. ¿Cómo puede ser que esos animales, que viven en un ambiente tan limpio y controlado sean los más contaminados? Estos grandes mamíferos se encuentran en la parte superior de la cadena alimenticia, comen focas y pescados de grandes dimensiones, que, a su vez, comen pescados más pequeños, que comen pescados más chicos, que se alimentan de plancton y algas. Los productos químicos que soltamos en nuestros ríos llegan al mar y viajan por los océanos, se acumulan en los cuerpos de los animales y tienen una particular afinidad por las grasas. Cuanto más arriba estés en la cadena alimenticia, más fuerte va a ser tu carga de contaminantes, almacenados en la grasa de los animales que están más abajo.[1]

Cuando leí este estudio científico, me puse a pensar que existe otro mamífero que está por encima del oso polar, el no

[1] C. A .O. Rebeiro, Y. Vollaire, A. Sánchez-Chardi *et al.*, «Bioaccumulation and the Effects of Organochlorine Pesticedes, PAH and Heavy metals in the Eel and the Camargue Nature Reserve, France», *Aquatic Toxicology,* 74, 1, 2005, pp. 53-69.

va más de la cadena alimenticia, un mamífero cuyo medio ambiente está mucho menos alejado y protegido que el del oso polar: el ser humano. Que vive en ciudades donde el agua y el aire están contaminados, que todas sus frutas y verduras contienen pesticidas, herbicidas, fungicidas. Sus alimentos vienen de cajas y bolsas a los que se les añaden productos químicos, potenciadores de sabor, colorantes y conservantes. Y que, por si fuera poco, encima de su cuerpo se pone doce productos de «belleza» diarios que su piel, en parte, absorbe.

La realidad es que hoy vivimos en un mundo contaminado. Desde hace setenta años hemos visto un incremento exponencial del uso de productos químicos en todo tipo de industrias, incluyendo la agricultura y la ganadería. Pesticidas, herbicidas, conservantes, colorantes y todo tipo de elementos químicos que eran prácticamente desconocidos hace setenta años y hoy forman parte de nuestra vida diaria. Desde los años cuarenta, la industria ha emitido más de 114.000 nuevas moléculas al medio ambiente, de las cuales solo 900 han podido ser evaluadas por la Agencia Internacional para la Investigación del Cáncer de la OMS (para ver la lista completa puedes entrar en *http://monographs.iarc.fr/ENG/Classification/index.php*) por su posible potencial para producir cáncer. Si solo 900 han sido evaluadas, ¿cómo sabemos que las restantes no son tóxicas para nosotros? Lo más probable es que muchas lo sean. De hecho, hay estudios que han demostrado que un bebé recién nacido ya viene con 200 productos químicos diferentes,[2] y que los bebés alimentados con leche materna están expuestos a diferentes

---

[2] *Environmental Working Group Analysis of Tests of 10 Umbilical Cord Blood Samples Conducted*, estudio realizado por AXYS Analytical Services (Sydney, BC) y Flett Research Ltd. (Winnipeg, MB).

elementos químicos tóxicos que pueden desembocar en problemas reproductivos, inmunológicos y endocrinos.[3] En Estados Unidos, científicos del Center of Disease Control encontraron 148 agentes químicos tóxicos en la sangre y orina de americanos de todas las edades.[4]

Los productos químicos tóxicos afectan a nuestras células, tejidos y órganos, generando así consecuencias negativas para la salud y la belleza del individuo. Algunas de esas consecuencias serán apreciables a corto plazo, tal y como el cansancio, la falta de memoria, envejecimiento prematuro, arrugas, acné y falta de energía. Y otras a largo plazo, contribuyendo a la aparición de enfermedades degenerativas. No puede hablarse de nutrición perfecta sin desintoxicación perfecta y sin limpieza no hay belleza.

Por suerte, el cuerpo humano tiene una gran capacidad para regenerarse y limpiarse. Sin embargo, cuando las toxinas sobrepasan su capacidad de filtrar, el hígado las almacena en la grasa para encargarse de ellas después. Así, no podremos perder peso porque el cuerpo retendrá esa grasa para protegerse a sí mismo. Cuando el hígado esté listo para procesar las toxinas, estas serán transportadas hacia el mismo y, posteriormente, desechadas por el sistema linfático, los riñones y el sistema digestivo.

Si nuestros sistemas fallan y estas toxinas se quedan dentro de nuestro cuerpo, estaremos «intoxicados». El sistema linfático fallará al transportar las toxinas, el colon se obstruirá

[3] U. B. Mogensen, P. Grandjean, F. Nielsen, P. Weihe y E. Budtz-Jørgensen, «Breast-feeding as an Exposure Pathway for Perfluorinated Alkylates», *Environmental Science & Technology*, 20 de agosto de 2015, 10.1021/acs.est.5b02237.

[4] Centre of Disease Control, *Third National Report on Human Exposure to Environmental Chemicals*, 2005.

y los alimentos que no han sido eliminados se empezarán a descomponer. El hígado no podrá filtrar la sangre, los riñones podrían fallar y tendremos problemas al querer deshacernos de un compuesto tóxico llamado urea. La piel se congestionará, lo que traerá consigo acné, arrugas y envejecimiento prematuro. Todo esto afecta a nuestra energía, humor, sueño, claridad mental y al sistema inmunológico. Nos sentiremos cansados, enfermos y deprimidos. Nuestra piel perderá luminosidad y el proceso de envejecimiento se acelerará.

La mayoría de nosotros limpiamos nuestro coche, lavamos nuestra ropa y somos conscientes de la importancia de mantener nuestras pertenencias y nuestra casa limpias. Pero se nos olvida limpiar lo más importante que tenemos: nuestro cuerpo. La mejor manera de atacar de un modo eficaz la causa interna de la vejez, que es la saturación ácida o toxemia, es a través de una vida y programa detox. Con el paso de los años se nos van acumulando toxinas y nuestras células se «ahogan» en medio de estos residuos tóxicos. Hay que limpiar.

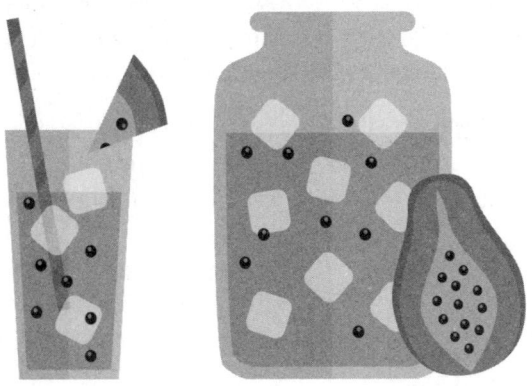

LA LIMPIEZA INTERIOR DE NUESTRO CUERPO. ¿QUIÉN LO NECESITA?

Aquel que tenga cualquiera de los siguientes síntomas:

Mal aliento.

Lengua con una capa blanca.

Problemas digestivos (indigestión, inflamación, reflujo, síndrome del colon irritable, estreñimiento).

Falta de energía.

Sobrepeso.

Dolores de cabeza.

Irritabilidad.

Envejecimiento prematuro.

Problemas en la piel (acné, alergias, eczema).

Metabolismo lento.

Insomnio.

Cuando tu cuerpo está sobrecargado de toxinas, la mayoría de su energía se gasta tratando de eliminarlas, en vez de permitirnos tener vitalidad y vivir la vida al máximo. La presión adicional que proviene del estrés, insomnio o problemas emocionales puede agravar los síntomas de intoxicación, ya que la energía es dirigida a lidiar con el estrés en vez de la desintoxicación. Por eso el acné o el eczema se agravan en periodos de estrés.

LOS RESULTADOS DE UN PROGRAMA DE DESINTOXICACIÓN

Piel brillante y limpia.
Aliento fresco.
Buenas digestiones.
Cabello brillante.
Ojos brillantes.

Más energía.
Mejor calidad y cantidad de sueño.
Una mejoría en tu estado de salud.

¿DE DÓNDE VIENEN LAS TOXINAS?

Simplemente por vivir una vida normal, el cuerpo es bombardeado de toxinas, así que el primer paso es decirte de dónde vienen, para que así las puedas evitar en la mayor medida posible. Hay cuatro maneras por las cuales el cuerpo está expuesto y absorbe toxinas externas: el aire que respiras, el agua que bebes, la comida y los productos que usas encima y dentro de tu cuerpo (en forma de cosméticos y medicamentos) y en tu casa (productos de limpieza).

Un ambiente tóxico ataca a nuestro cuerpo constantemente. En la categoría de toxinas ambientales, desfilan sustancias como productos químicos industriales, pesticidas, herbicidas, fungicidas, grasas tóxicas, alimentos cargados de azúcares, radiación, alimentos procesados, aditivos químicos, alimentos adulterados y excitotoxinas (sustancias como el aspartamo y el glutamato monosódico, que son añadidas a los alimentos y estimulan tanto a las neuronas que mueren). Estamos siendo bombardeados por sustancias tóxicas más que en ningún otro momento de la historia, desde el aire, el agua, alimentos... Y también por nuestra tecnología.

Las toxinas que genera tu propio cuerpo

Muchos de nosotros no tenemos en cuenta que nuestros cuerpos generan toxinas por sí solos, las llamadas endotoxinas o toxinas endógenas. Estas toxinas son desechos de varios aspectos del metabolismo, funciones que tu cuerpo hace todos los días, incluyendo la digestión de proteínas, la respiración, el estrés y la eliminación de hormonas en el hígado. Además, las bacterias presentes en los intestinos pueden generar desechos tóxicos. Si no vas suficiente al baño, estas toxinas se vuelven a absorber en el torrente sanguíneo o pueden dañar las paredes del intestino, desarrollando alergias o intestino permeable. Antes, el cuerpo estaba más que equipado para lidiar con estas toxinas, ya que eran las únicas, y al tener una dieta saludable podía desintoxicarse con facilidad. Sin embargo, hoy, estas toxinas son el menor de nuestros problemas, no solo estamos siendo bombardeados con toxinas exteriores, sino que nuestras dietas no contienen los nutrientes que necesita el cuerpo para limpiarse, y nuestra propia alimentación y estilo de vida fomentan la formación y retención de dichos agentes químicos.

CÓMO SE DESINTOXICA EL CUERPO

Para poder ver la necesidad de hacer un detox o cambiar tu alimentación, necesito que te imagines lo que sucede dentro de ti. Quiero que tus órganos y tus sistemas trabajen exhaustivamente para mantenerte limpio. El hígado, los riñones, los intestinos, el sistema linfático y los pulmones juegan un rol esencial en tu salud y belleza.

El cuerpo maneja las toxinas neutralizándolas, transformándolas y eliminándolas. Pero para hacer su trabajo necesita un buen suministro de antioxidantes y vitaminas que ayudan a neutralizarlas. El hígado contribuye a transformar las sustancias tóxicas en agentes inofensivos mientras la sangre transporta desechos hacia los riñones; el hígado también excreta desechos a través de la bilis por medio de los intestinos donde son eliminados. También eliminamos toxinas al sudar y hacer ejercicio. Nuestros senos nasales y la piel son un accesorio de los órganos de eliminación donde también se elimina exceso de mucosa y toxinas.

Nuestro aliado más importante: el hígado

El hígado es el principal órgano de desintoxicación del cuerpo humano, trabajando noche y día filtrando toxinas, productos químicos y venenos en la sangre. Lo necesitamos funcionando a la perfección para poder sobrevivir en este mundo tóxico. Su función principal es extraer de la sangre los nutrientes y el oxígeno y, asimismo, los químicos y desechos tóxicos. Es el órgano más grande que tenemos y el que más responsabilidades tiene (aproximadamente quinientas). Cada minuto filtra 2 litros de sangre llegando a los 378 litros diarios. Esta es una cifra impresionante considerando que la persona tiene solo 5 litros de sangre por término medio. La vida, salud y vitalidad de cualquier otro órgano depende del hígado.

La sangre que proviene del sistema digestivo, rica en nutrientes y toxinas, se va directamente al hígado. El hígado es un filtro masivo que analiza todo lo que entra. La mayoría de las toxinas son tratadas por sus células, para desactivarlas.

El hígado desintoxica de metales pesados, café, alcohol, nicotina, medicamentos, pesticidas, aditivos y prácticamente cualquier toxina que entre en tu cuerpo. Regula los hidratos, proteínas, azucares, grasas y hormonas en la sangre (las hormonas son mensajeras que llegan a cada rincón del cuerpo). Muchos de los síntomas de enfermedades vienen porque sobrepasamos la capacidad que tiene el hígado de regular y procesar las toxinas, y muchas proceden de la fermentación y putrefacción de los intestinos.

Si vemos al hígado como una torre de control, nos daremos cuenta de que si lo maltratamos, aunque solo sea por un rato, en algún momento ese control empezará a fallar y nuestra energía y eficiencia irán cuesta abajo. Aunque hay muchas causas de la fatiga crónica, el sobrepeso y el envejecimiento prematuro, lo primero que debemos hacer para recobrar nuestra energía y vitalidad es mejorar la función del hígado y ayudarlo a que pueda cumplir de una manera limpia y eficaz sus funciones desintoxicantes.

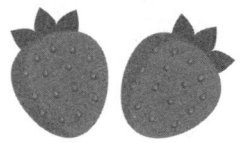

Desintoxicación del hígado

El hígado se desintoxica en dos fases:

Fase 1: las enzimas P- 450 (50-100 enzimas) son las encargadas de neutralizar las toxinas (hacerlas solubles en agua) o transformarlas para la fase 2 y dependen de una gran cantidad de antioxidantes y fitonutrientes (incluyendo NAC, coenzima Q10, vitamina C, vitamina E, selenio y beta-carotenos). Estos antioxidantes trabajan en equipo y se necesitan los unos a los otros para transformar las toxinas y desarmarlas. Sin embargo, esta fase puede producir desechos reactivos (radicales libres) que son aún más tóxicos. Para evitar los efectos secundarios de esta fase es imprescindible consumir una gran cantidad de nutrientes, particularmente antioxidantes.

Fase 2: los deshechos reactivos serán transformados en partículas no tóxicas. Esto sucede cuando las enzimas adhieren otra molécula a la toxina que logra convertirlas en sustancias solubles y menos tóxicas. Al final, la toxina se «casará» con un nutriente desintoxicante para así poder ser escoltado fuera del cuerpo.

Consejo para tu belleza
DALE AMOR A TU HÍGADO

Te hablo sobre las fases de la desintoxicación del hígado para que veas que necesitas ciertos nutrientes para que este órgano pueda cumplir sus funciones de una manera eficiente. Un hígado sano es uno de los secretos de belleza. Para tener un aspecto radiante necesitas que tu hígado produzca bilis y limpie a tu cuerpo de toxinas. Pero si tienes a tu hígado sobreexplotado, no puede hacer sus funciones embellecedoras. Tu hígado se congestiona cuando tiene que encargarse de problemas que no le corresponden, como por ejemplo si tú no tienes buenas digestiones o comes demasiados alimentos como lácteos, gluten, bollería, alcohol y todo tipo de alimentos procesados y empaquetados. Un hígado congestionado se refleja en tu piel a través de acné, irritación y un aspecto apagado.

Los mejores alimentos para tu hígado son: agua con limón, té de menta, alcachofas, ajo, remolacha, zanahorias, verduras verdes, crucíferos, aguacate, pomelo/toronja, té verde, aceite de oliva extra virgen, diente de león y cúrcuma.

¿CÓMO FUNCIONA MI PROGRAMA?

Mi programa se divide en tres fases:

✓ Fase 1: nivel básico.

✓ Fase 2: nivel intermedio.

✓ Fase 3: nivel avanzado.

Lo hice de esta manera porque cada persona es diferente, y tiene metas y hábitos diferentes. Lo ideal es hacer 3 semanas, empezando en la fase 1 y llegando a la fase 3, y después adoptar un estilo de vida que oscile entre las fases 1 y 2. La fase 3 solo debe hacerse periódicamente, y la recomiendo en los cambios de estación, o sea, 4 veces al año. Recuerda que lo que yo trato de enseñar no es una dieta de 21 días, sino que aprendas a llevar un estilo de vida detox. ¿O acaso tú mandas el coche al taller para salir y volver a chocar con él?

La mayoría de la gente se beneficiaría mucho de hacer un detox, solo hay dos circunstancias en las que recomiendo que comas sano, te mantengas en la fase 1 sin tomar la chlorella, pero evitando la fase 3: el embarazo, que no es tiempo para hacer un programa detox, y la época de lactancia. Lo que sí aconsejo vivamente es que hagas el programa entero antes de quedarte embarazada. Tampoco debes hacerlo si tomas muchos medicamentos o tienes alguna enfermedad terminal. Hay muchos enfermos de cáncer, por ejemplo, que se han beneficiado de programas como el mío, pero es mejor que lo hables con tu médico o con algún profesional para que te puedan guiar. Aunque el detox a largo plazo te hará sentir mejor, muchas veces el proceso te puede generar cansancio, por esta razón es mejor hablarlo con un profesional.

Un programa de desintoxicación elimina antiguos desechos y residuos, lo que permitiría a tu sistema digestivo funcionar de una manera óptima. Se liberará energía, el hígado procesará las toxinas acumuladas en la grasa, nuestra piel brillará y nuestro cabello crecerá fuerte. Gracias a todo esto, la energía circulará por tu cuerpo, perderás peso y te verás años más joven. Recuerda que la verdadera belleza viene de dentro.

Para recordar

☆ Vivimos en un planeta contaminado por lo que todos nos beneficiaremos de un programa detox.

☆ Los productos químicos tóxicos afectan a nuestras células, tejidos y órganos, generando así consecuencias negativas para la salud y la belleza del individuo. Algunas de esas consecuencias serán apreciables a corto plazo, tal y como el cansancio, la falta de memoria, envejecimiento prematuro, arrugas, acné y falta de energía. Y otras a largo plazo, contribuyendo a la aparición de enfermedades degenerativas.

☆ Tus órganos de desintoxicación son el hígado, los riñones, el sistema linfático y el tracto intestinal.

☆ El cuerpo está siendo constantemente bombardeado por endotoxinas y toxinas que vienen de lo que comemos, respiramos, bebemos y nos ponemos encima y dentro de nuestro cuerpo.

☆ Es importante mantener al hígado sano para que trabaje de una manera óptima.

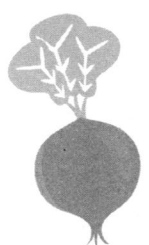
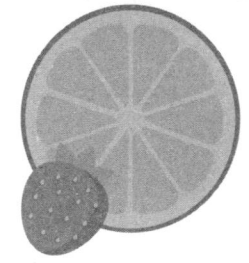
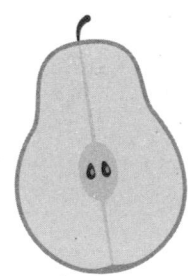

NUESTRA DIETA, DISEÑADA POR LA NATURALEZA

Produce una inmensa tristeza pensar que la naturaleza habla mientras el género humano no escucha.

VICTOR HUGO

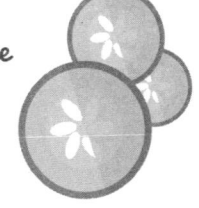

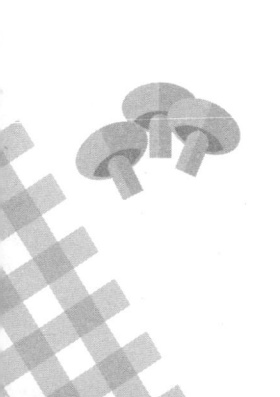

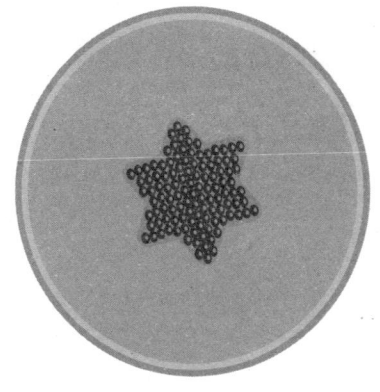

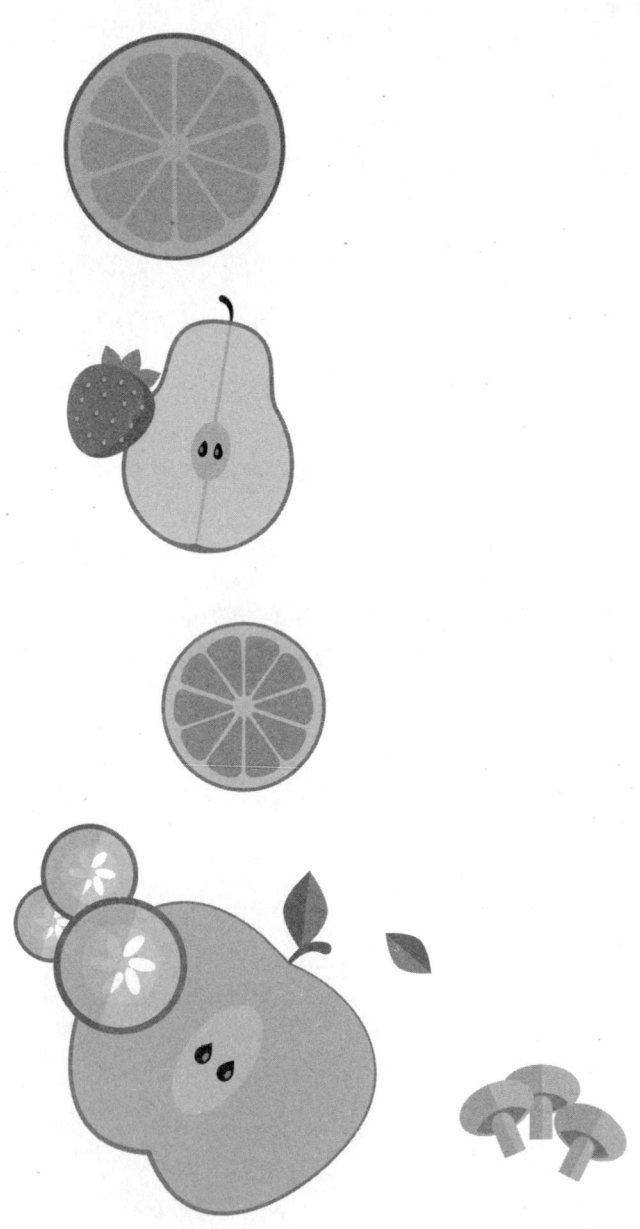

¿CÓMO ESTÁ DISEÑADO NUESTRO CUERPO?

A causa de un exceso de información, favorecida por intereses económicos y políticos, actualmente hay una enorme confusión a la hora de saber qué nos conviene comer. Así que voy a apelar a tu sentido común para que tú misma te contestes a esta pregunta. Y la mejor manera de comenzar es examinar nuestro lugar en el reino animal y preguntarle a nuestros primos hermanos qué están comiendo. Me refiero a nuestros parientes más cercanos, que son los primates: monos, chimpancés y gorilas. De hecho, nuestro ADN es más similar al del chimpancé que al de cualquier otro animal en el planeta (se estima que es un 96 por ciento igual).[5]

¿QUÉ COMEN LOS PRIMATES?

El gorila es vegetariano y consigue prácticamente toda la proteína que necesita de una dieta vegana, por eso es uno de los animales más fuertes que existen. ¿Y sabes de qué se alimenta un chimpancé? Principalmente de frutas, verduras de hoja verde, semillas, insectos y solo un 2 por ciento de su dieta puede llegar a ser de otro animal. ¿Los ves débiles y faltos de músculo? Yo, desde luego, no.

---

[5] «Initial Sequence of the Chimpanzee Genome and Comparison with the Human Genome», *Nature Magazine*, 437, 1 de septiembre de 2005, pp. 68-87.

En contraste, el león es carnívoro y consigue todos los nutrientes que necesita de la carne cruda de otro animal. Sus órganos están diseñados para procesar y expulsar rápidamente el exceso de grasa saturada, proteínas y desechos tóxicos que su dieta les genera. Su cuerpo usa lo que necesita y, de inmediato, saca la basura.

¿A quién crees que nos parecemos más?

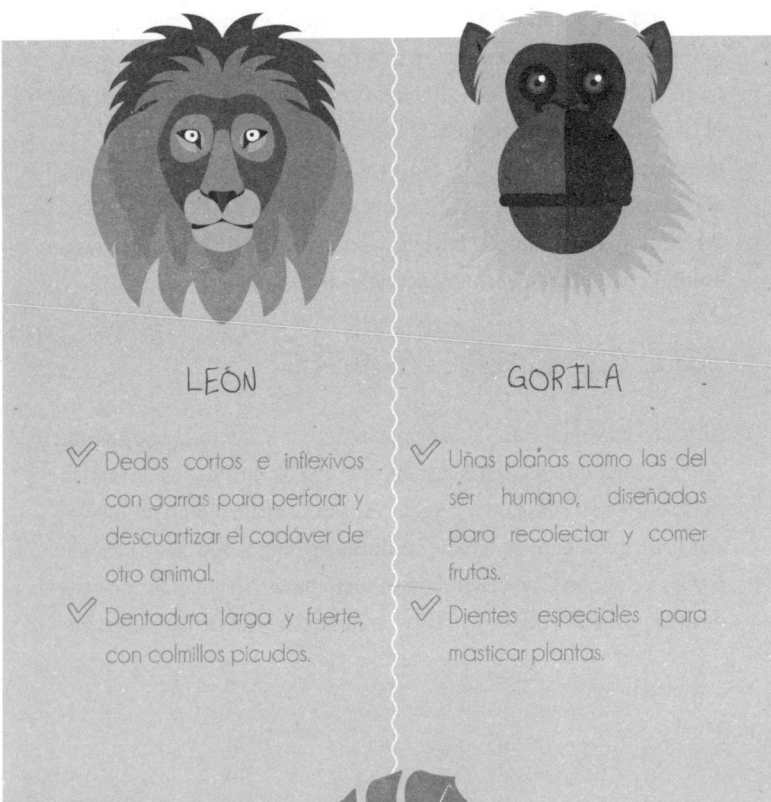

LEÓN

✔ Dedos cortos e inflexivos con garras para perforar y descuartizar el cadáver de otro animal.

✔ Dentadura larga y fuerte, con colmillos picudos.

GORILA

✔ Uñas planas como las del ser humano, diseñadas para recolectar y comer frutas.

✔ Dientes especiales para masticar plantas.

✅ Su hígado contiene uricasa para procesar el ácido úrico, que es un desecho generado por la digestión de la proteína animal.

✅ Los intestinos miden 3 veces su torso, diseñados especialmente para que el cadáver salga rápido y los desechos tóxicos podridos no se acumulen en el intestino.

✅ Su estómago tiene una alta concentración de ácido hidroclórico para digerir la proteína animal.

✅ El hígado tiene poca tolerancia para procesar el ácido úrico.

✅ Un intestino entre 8 y 12 veces el tamaño de su torso, lo que proporciona un viaje largo para los alimentos, y así se consiguen y se extraen los minerales y nutrientes que obtenemos de las frutas El intestino está diseñado para una dieta alta en fibra, que facilitará el tránsito intestinal.

✅ El estómago tiene una baja concentración de ácido hidroclórico, por lo que está más diseñado para procesar plantas.

Estaremos de acuerdo en que nos parecemos más al gorila que al león, ¿verdad? ¿Qué sucede si pones a un primate a comer como un león? Pues que tendrá muchos problemas, ya que la digestión de la proteína produce toxinas en el cuerpo. Esto adquiere sentido si entiendes cómo está diseñado el cuerpo humano: le pones una carga fuerte al hígado que necesita procesar el exceso de ácido úrico, tu intestino no está diseñado para procesar tanta proteína animal, tarda mucho tiempo en digerirse, en recorrerlo y salir. Está estimado que las personas que comen mucha carne, a los cincuenta años pueden tener acumulado de 1 a 7 kg de carne podrida en los intestino, ¡puaj! Y si además le sumas patatas fritas, duplicarás su tiempo de tránsito. Imagínate, el chuletón entra, se queda ahí durante unos días o semanas, y nos hace sentir hinchados y malhumorados. Y por si no lo sabes, los intestinos están a una temperatura de casi 40°. ¿Qué le sucede al chuletón a esta temperatura? Se pudre y las bacterias empiezan a proliferar en nuestro cuerpo. Se ha asociado un alto consumo de proteínas cárnicas con cáncer de colon,6 mama7 y páncreas.8 Ahora, hasta la Organización Mundial de la Salud ha puesto la carne dentro del grupo 2A, lo que muestra una asociación positiva entre ella y el cáncer colorrectal.

¿Qué resultado tiene esto en tu salud y belleza? La clave para estar más sanos y guapos y mantener el cuerpo limpio es comer lo que estamos diseñados para comer. Tomar proteína animal en exceso debilita tu cuerpo y roba tu belleza, ya que la digestión de la misma produce toxinas. Además, pone presión extra al hígado y los riñones[9] al procesar los subproductos de su digestión. Recuerda que hay que mantener el hígado trabajando a tope ya que es el encargado de procesar las toxinas y del metabolismo de la grasa. La digestión de la proteína produce desechos tóxicos

[6] T. Norat y A. Lukanova, «Meat Consumption and Colorectal Cancer Risk: Dose Response Meta Analysis of Epidemiological Studies», *Int J Cancer*, 10 de marzo de 2002, pp. 240-258.

[7] Pala *et al.*, «Meat, Eggs, Diary Products and Risk of Breast Cancer in European Prospective Investigation into Cancer and Nutrition Cohort», A*m J Clin Nutrition*, 90 (3), septiembre de 2009, pp. 601-612.

[8] S. Larsson y A. Wolk, «Red and processed meat consumption and risk of pancreatic cancer: meta-analysis of prospective studies», *Br J Cancer*, 31, enero de 2012, 106 (3), pp. 603-607.

[9] C. Kies, «Bioavailability: A Factor in Proteina Quality», *J. Agric Food Chem*, 1981, pp. 430-440.

como purinas, ácido úrico, creatinina, urea y amoniaco, genera residuos ácidos e intoxicación en el organismo, restándote belleza y vitalidad. Cuando tu sangre está saturada con toxinas no puede transportar los minerales de la belleza y estas toxinas envejecen y saturan las células de tu piel y de tu cuerpo, acelerando el proceso de envejecimiento.

Luchando por sobrevivir

Seguramente te estarás preguntado por qué digo que comer un exceso de proteína animal es malo si te han dicho que la dieta paleo es la mejor, ya que era lo que comían nuestros antepasados. Pues bien, sacando mis conocimientos de historiadora (así demuestro que no fueron cinco años perdidos), en la época del paleolítico, nuestros antepasados estaban constantemente luchando por sobrevivir, y lo hacían comiendo lo que encontraran y cuando lo encontraban.

Nuestros antepasados vivían de la recolección de vegetales comestibles (tubérculos, raíces, cortezas y brotes tiernos, frutas y semillas), de capturar pequeños animales (insectos, reptiles, roedores, polluelos, huevos) y de animales muertos o enfermos que encontraban (carroña, sobre todo). Eran oportunistas. No había ciervos y jabalís disponibles todo el tiempo ni neveras para mantenerlos frescos. Eran prácticamente vegetarianos, que comían un POCO de proteína animal. Créeme, no había mamut para desayunar, comer y cenar.

La verdad es que es un debate interminable decidir si somos carnívoros, herbívoros u omnívoros, así que lo único que yo te puedo decir es que uses tu sentido común. Imagínate que estamos tú y yo perdidas en una isla como Lost, en Hawái, y tuviéramos la opción de elegir entre una manzana del árbol de al lado o un venado salvaje que hay que perseguir, matar, cortar y o comerlo crudo (a no ser que hgamos fuego) sin sal ni pimienta ni aceite de oliva… Definitivamente, tanto tú como yo y el gorila nos decidiríamos por la manzana (ahora bien, si no hay manzanas, pobre de Bambi, porque iríamos tras él si nuestra supervivencia está en juego). Es más, si vas caminando por la calle y ves una vaca muerta no piensas: «Hmmm, qué rico, un solomillo, voy a hincarle el diente…». No, lo que pasará es que te dará asco el cadáver. Hagamos un experimento para confirmar si existe el instinto carnívoro que nos venden los defensores de las dietas basadas en la carne. Quiero que busques a un niño de dos años y le pongas a un lado una manzana y a otro un conejo. Me gustaría que trataras de encontrar un niño que se coma el conejo y juegue con la manzana. Probablemente sucederá al revés, y el niño se comerá la manzana y jugará con el conejo; es más, la mayoría jugará con el conejo y le darán de comer de su manzana. Ese es nuestro instinto.

Así que si debatimos si puedes comer o no carne, la respuesta es sí, puedes. ¿Que si la necesitamos para vivir? Probablemente no. ¡Y no creas que estoy diciendo que no puedes comer carne y tienes que ser vegana! ¡Para nada! Lo único que digo es que la teoría de que si no desayunamos, comemos y cenamos proteína animal moriremos o seremos gordos es falsa. En mi opinión, un poco de proteína animal está bien y es necesaria, pero no todo el día, a todas horas. Puedes tener un estilo de vida saludable con algo de proteína animal.

El alimento perfecto para el ser humano

Piénsalo. En nuestros seis primeros meses de vida duplicamos nuestro peso. Es el único momento en el que esto sucede en tan poco tiempo. Necesitamos más proteína durante los primeros años de vida que en cualquier otra etapa. ¿Por qué? Porque están creciendo las uñas, el pelo, los huesos y el tejido, así que el cuerpo precisa una buena fuente de proteína, o sea la leche materna. ¿Pero sabes cuánta proteína tiene la leche para el ser humano? Entre 0,9 y 2,2 por ciento.[10] Si necesitáramos mayores cantidades de proteína nuestra leche lo reflejaría. De hecho, entre los mamíferos, la leche humana madura posee la concentración más baja de proteína.[11] En el caso de la vaca, su leche suministra más o menos 3 veces más proteína y 4 veces más calcio, pero tan solo alrededor del 60 por ciento de los carbohidratos presentes en la leche materna humana. Esto se debe a que la vaca tiene que incrementar su peso y su tamaño a una velocidad mayor.

Vamos a comenzar a vegetarianizar la dieta. Prueba la proteína de las legurmbres y la quinoa. Come más pescado y huevos, menos pollo y carne roja de vez en cuando. Y, sobre todo, es importante mencionar que la calidad de las proteínas también es fundamental. No es lo mismo la de una vaca que haya comido hierba fresca, su carne tenga omega 3, sea pura y un animal feliz que la de una vaca que está en una nave industrial, sea alimentada de cereales genéticamente modificados, saturada de antibióticos e inflada a hormonas. Por comer carne de buena calidad de vez en cuando no pasa nada.

---

[10] Food and Agriculture Organization of the United Nations, *Nutrición Humana*, cap. 7, «La lactancia maternal», *http://www.fao.org/docrep/006/w0073s/w0073s0b.htm*.

[11] «La leche humana. Composición, beneficios y comparación con la leche de vaca», extraído y adaptado de Comisión de Lactancia MINSAL-UNICEF, *Manual de lactancia para profesionales de la salud*, Ministerio de Salud-UNICEF, Santiago de Chile, 1995.

El experimento de las guerras mundiales

No todos los estudios están hechos en un laboratorio, algunos nos los ha regalado la historia. Durante la Primera Guerra Mundial, Dinamarca dejó de importar alimentos por el bloqueo impuesto por los aliados. El doctor Mikkel Hindhede fue escogido por el Gobierno danés para idear una estrategia que evitara una crisis alimentaria en el país. El médico dejó de alimentar a los animales con los cereales que tenían y los repartió entre la gente. Prácticamente fue como un experimento nacional de vegetarianismo en 3 millones de personas. Los resultados fueron increíbles, los problemas cardiovasculares en esos años fueron los más bajos en la historia de Dinamarca, descendiendo hasta un 34 por ciento comparados con los dieciocho años que siguieron después de la guerra. Las tasas de mortalidad por enfermedades degenerativas fueron las más bajas en la historia del país. El doctor Hindhede publicó sus descubrimientos en el *Journal of American Medical Association*.[12]

Hace no tantos años, durante la Segunda Guerra Mundial, Noruega fue ocupada por Alemania, así que tuvo que reducir y casi eliminar la distribución de carne a sus ciudadanos. Una vez más, los resultados fueron increíbles y la tasa de problemas cardiovasculares bajó drásticamente. Cuando terminó la guerra, los noruegos regresaron a su dieta normal y las tasas volvieron a subir.[13]

---

[12] M. Hindhede, «The Effect of Food Resctriction during War on Mortality in Copenhagen», *Journal of the American Association,* 74, 6, 1920, p. 381.

[13] A. Strim y R. A. Jensen, «Mortality from Circulatory Diseases in Norway, 1940-1945», *Lancet,* 260, 1951, pp. 126-129.

LOS EFECTOS DE NUESTRA DIETA TÓXICA

La ciencia y la tecnología han cambiado nuestra vida para bien, de eso no hay duda. Desafortunadamente, en algunos casos lo hemos llevado al extremo. Hace mucho tiempo, en una galaxia muy lejana, comíamos comida de verdad. Una buena comida no dependía de las multinacionales con acciones cotizadas en Wall Street, subvencionadas por el Gobierno y manejadas por la mercadotecnia. Hoy las compañías de productos químicos dominan la industria de alimentos, mientras que las compañías farmacéuticas están listas para «arreglar el daño».

En su libro *En defensa de los alimentos*, Michael Pollan argumenta que las enfermedades crónicas que hoy nos matan crecieron de la mano de la industrialización de los alimentos. Y añade que dicho proceso dio como resultado el incremento de alimentos altamente procesados y refinados, el uso de productos químicos para aumentar el crecimiento de plantas y animales, la abundancia de calorías vacías en el azúcar y la grasa y la sobreutilización de alimentos (casi siempre genéticamente modificados) como el trigo, el maíz y la soja.

Además, en lugar de hablar sobre alimentos, hablamos solo de nutrientes. Muchos científicos se centran en las vitaminas y minerales de una manera aislada, argumentando que los nutrientes de la espinaca son lo único que importa, pero ¿no podría ser la complejidad de esta verdura verde lo que la hace tan buena para nosotros? ¿Qué pasa si aplicamos la misma lógica a la gente? Si me corto en pedazos y vendo mi pie, ¿eso ayudaría a otro a caminar mejor? Al final, todo es más grande que la suma de sus partes, tú, yo y la espinaca.

La verdad es que la comida real y la comida falsa siempre van a ser distintas. Tu cuerpo sabe que un tomate fresco es mejor que el kétchup que contiene jarabe de maíz y colorante rojo artificial #40. También nota la diferencia entre un pan de semillas germinadas cien por cien integrales y una galleta que contiene aceites hidrogenados con una fecha de caducidad de cien años. La ciencia de la alimentación siempre trata de mejorar lo que la naturaleza nos ha dado y la regla es «cuanto más, mejor». Si encontramos alguna vitamina buena en el tomate, entonces le añadiremos el doble a lo que sea que se haga en el laboratorio, y con eso dicho alimento será «sano». Pero ¿cómo sabemos que estos ingredientes realmente funcionan una vez que fueron aislados o creados en el laboratorio y metidos en una caja de cereal altamente procesado y refinado? Al final, le podrán poner toda la fibra y las vitaminas que quieran a una caja de cereales industriales, pero eso no hace que sea bueno para ti.

Nos han lavado la mente para pensar que ya no podemos entender a nuestro cuerpo y que la nutrición y la alimentación son una ciencia complicadísima. Y como es tan confuso, pensamos que necesitamos un máster en nutrición para poder cocinar una cena. Así que nos guiamos por «expertos» aunque hemos de preguntarnos de dónde viene el dinero que utilizan para financiar ciertos «estudios» o quién les está pagando por dar «su opinión». El caso es que así estamos muy «informados», pero a la vez más enfermos, más infelices, muriéndonos antes de tiempo y, de paso, acabando con el planeta.

Hoy estamos más confundidos que nunca sobre lo que implica una alimentación sana y equilibrada. Si los productos manufacturados pudieran hablar, cuando vas por el pasillo del supermercado te dirían: «Cómprame, tengo mucho omega 3», «escógeme a mí, porque tengo antioxidantes y menos calorías que la caja de al lado», «¡yo, yo, estoy fortalecido con calcio y vitamina D, y además reduzco el colesterol!». Todo esto tiene más que ver con la publicidad y mercadotecnia que con lo sanos o no que sean los alimentos. Lo que ellos quieren es vender. La publicidad de un licuado de yogur procesado para desayunar afirma que los antioxidantes que contiene esa bebida (la cual, dicho sea de paso, también está llena de azúcar, de lácteos y de productos químicos) ayudarán al sistema inmunológico. Pero si te informas mejor y no te dejas convencer así de fácil, sabrás que el azúcar y los lácteos debilitan al sistema inmunológico.

En conclusión, no te rompas la cabeza pensando qué está bien y qué no porque en algún lugar vas a leer que está bien y en otro que está mal. Creo que todos tenemos cabeza para darnos cuenta de que una caja de cereales industriales color arcoíris no es precisamente la comida más sana para ti, diga lo que diga su agencia de publicidad. Sé proactivo, no te dejes llevar por el *marketing*. Date cuenta de que es una industria que genera miles de millones al año y que las grandes compañías de alimentos están aquí para vender, y cuanto más vendan, mejor para ellas. Cuando estés confundido sobre qué hacer, respira y usa tu cabeza, piensa en si viene de la naturaleza o de un laboratorio. Si viene de la naturaleza, tu cuerpo te lo agradecerá, pero, de lo contrario, mejor déjalo fuera de tu dieta.

Por ejemplo, ¿quieres margarina? Mejor compra mantequilla ecológica o cocina con un poco de aceite de coco. ¿Cereales de caja de todo tipo de colores y sabores? Mejor opta por avena o arroz o quinoa inflada. ¿Galletas que duran diez años en el supermercado y contienen grasas hidrogenadas? Mejor tortitas de arroz con chocolate negro. ¿Bebidas de colores fosforescentes y sabores artificiales? Decídete por el agua con gas o haz zumos naturales.

EL ABANDONO DE LA DIETA MEDITERRÁNEA, INCREMENTO EN PROTEÍNA ANIMAL Y DISMINUCIÓN DE LA VEGETAL

Consejo para tu belleza

En un estudio publicado por el *Journal of the American College of Nutrition* en 2001, titulado «Skin Wrinkling: can Food Make a Difference», se demuestra que la dieta tiene un gran impacto cuando hablamos de antienvejecimiento. En ese trabajo se tomaron como referencia 177 personas (griegos, australianos y suecos) y el resultado fue que las personas que basaban su alimentación en la dieta mediterránea griega, que comían más verduras, aceite de oliva, pescado y legumbres, tenían menos dañada la piel que los que comían mantequilla, margarina, lácteos, carne y azúcar. Los alimentos asociados con el mayor daño a la piel eran los lácteos, carne roja, patatas, refrescos y azúcar.[14]

[14] M. B. Purba y A. Kouris-Blazos. «Skin Wrinkling: can Food Make a Difference?», *J. Am Coll Nutr*, 20 (1), febrero de 2001, pp. 71-80.

Los beneficios de la dieta mediterránea no nos sorprenden, ya que siempre se ha asociado con la longevidad y la buena salud. La dieta griega tradicional consume muchas verduras verdes y aceite de oliva. La dieta mediterránea es una de las más sanas que existen, y está basada en legumbres, cereales integrales, hortalizas, un poco de pescado, aceite de oliva virgen extra prensado en frío y vino tinto en pequeña cantidad. De todos modos, quiero aclarar que la dieta mediterránea no es lo que se come hoy en muchas partes de España, que es una dieta alta en bollería, mariscos, carne, lácteos, helados y *gin-tonics*. Esta «falsa dieta mediterránea» ha dado como resultado tasas altísimas de enfermedades degenerativas y ha provocado que España se haya convertido en uno de los países de Europa con un índice más alto de sobrepeso y con más obesidad infantil que Estados Unidos.

NO TE PONGAS A DIETA, MEJOR CAMBIA TU DIETA

Todo el mundo quiere bajar de peso. La pregunta más recurrente de mis clientes y amigos es cómo hacerlo. La gran mayoría de la gente está a dieta, quiere estar a dieta o ha estado a dieta, y ya ha pasado por varias teorías dietéticas como la Atkins o la Dukan, la dieta de la Zona, la de South Beach, la del tipo de sangre, los licuados de detox, la dieta del sirope y un largo etcétera. A pesar de ello, no han podido lograr resultados permanentes. La industria de las dietas y sus suplementos genera millones de dólares al año, pero esto no ha ayudado a disminuir el sobrepeso ni la obesidad ni a reducir la prevalencia de las enfermedades degenerativas.

Las zonas azules

El término «las zonas azules» se hizo famoso a partir de la publicación del libro que describe los hábitos y costumbres de las personas que se encuentran en las regiones más longevas del mundo. ¿Cuáles son estas zonas y qué tienen en común esos lugares en los que la gente puede vivir más de cien años? Al parecer, el secreto de una larga vida está escondido en cinco regiones dispersas en el mundo: Okinawa, en Japón; Loma Linda, en California; Cerdeña, en Italia; Ikaria, en Grecia y Nicoya, en Costa Rica.

Dan Beuttner, periodista de National Geographic, se dedicó a estudiarlas a fondo y escribió *The Blue Zones* (Las zonas azules), una especie de descripción geográfica de esos sitios con una serie de pautas de vida contadas por los mismos nativos de esas zonas, para vivir más de cien años. «Resulta que esos lugares confieren más longevidad que cualquier píldora que se pueda tomar», dijo Beuttner. Y aclaró que tienen algunas características en común, tales como comer una dieta basada en verduras y una actividad física moderada, niveles bajos de estrés, comunidades unidas y un plan de vida.

Creo que las dietas que restringen mucho las calorías tienden a traer resultados temporales, ya que no son sostenibles a largo plazo, llevan al atracón y no nos enseñan a comer. Además, nos alteran el metabolismo, nos quitan energía, tienen muchos efectos secundarios indeseables y generalmente hay efecto rebote.

Cuando alguien me cuenta que ha vuelto a ganar todo el peso perdido, que no se siente bien y me preguntan qué hacer para volver a bajarlo, siempre contesto que la única solución a este problema es cambiar la mentalidad con respecto a la comida, no puedes estar «a dieta» unos meses y después, cuando ya no «estás», dedicarte a ingerir comida basura o lo que estabas comiendo antes de ponerte a dieta, porque vas a volver a subir de peso inevitablemente. La solución está en aprender a comer y en adoptar un estilo de vida sano para así alcanzar tu peso ideal y poder mantenerlo a largo plazo. Yo hago ejercicio porque me gusta, me encanta la tarta de zanahoria, pero no la como todos los días porque sé que es perjudicial para mi salud; solo la tomo de vez en cuando y trato de buscar una versión casera y natural. Como sano porque me gusta y me hace sentir bien, no porque esté «a dieta». Para tener una vida sana hay que empezar por tener una nutrición saludable. Los alimentos aportan los nutrientes necesarios para conservar la vida. Los nutrientes cumplen varias funciones en el organismo y son portadores de la energía necesaria para los procesos vitales, es decir, son la fuente de la eterna juventud. La clave para estar delgados, sanos y radiantes es contar micronutrientes, no calorías. La mejor estrategia que existe es dejar de estar a dieta y centrarte en mejorar tu salud. Comienza a introducir alimentos saludables y poco a poco estos desplazarán a los perjudiciales.

Tienes que cambiar tu visión sobre el hecho de «estar a dieta» y no verlo como un destino próximo, sino como un viaje a largo plazo. Además, no hay que pensar en tener un peso adecuado solo para vernos bien, sino que tenemos que considerar que el sobrepeso y la obesidad son factores determinantes para el cáncer y los infartos. La salud es lo primero, el peso es secundario. Cuando cambias tu dieta en vez de ponerte a dieta y te centras en la salud y en una buena calidad de vida, el peso correcto viene de la mano. Una dieta debe ser considerada exitosa si los alimentos que contiene apoyan y fomentan una vida larga, sana y feliz protegiéndote contra enfermedades degenerativas. *Olvídate de las calorías. El secreto de una vida saludable está en los micronutrientes. El valor nutricional en tu dieta determina tu salud física, emocional y mental.* Has de tener tu punto de mira en escoger alimentos que te ayuden y apoyen tu supervivencia y bienestar a largo plazo. Cualquier dieta que adoptes temporalmente te traerá resultados temporales, ya que eventualmente tu cuerpo y tu peso se adaptarán a la dieta que sigas a largo plazo.

No te decidas por aquello que no vaya destinado a proteger tu bienestar y tu salud a largo plazo, y no hagas cambios en tu dieta que no puedas mantener a largo plazo. Un programa de desintoxicación es como mandar el coche al taller. Se trata de algo temporal, pero cuando sacas el coche del taller, sabes que lo tienes que seguir cuidando, ¿no? Lo mismo sucede con tu cuerpo. Tienes que elegir un estilo de vida saludable que potencie la desintoxicación y la belleza.

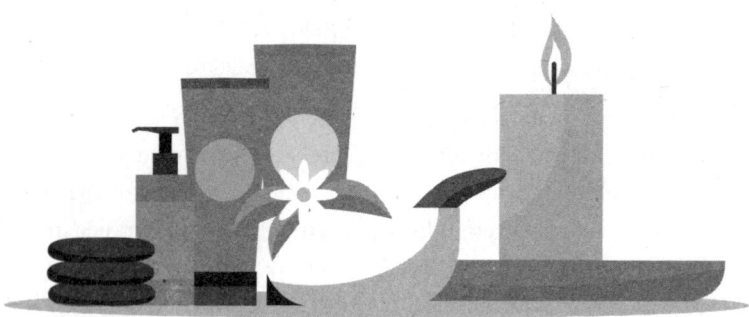

La belleza de ser flexible

Si me viene una persona y me dice que toma un batido verde 1 vez a la semana, le diré que eso no va a suponer ninguna diferencia, la verdad. Si haces ejercicio 1 vez a la semana, tampoco. Lo mismo sucede con comer una *pizza* 1 vez a la semana o unas galletas de vez en cuando. No es lo que haces 1 o 2 veces a la semana, es lo que haces todos los días. Tus hábitos diarios son los que marcan la diferencia. Tus decisiones cotidianas te llevarán en una dirección que será la que decidirá tu destino. Así que si de repente se te antoja una *pizza*, adelante; si los sábados sales a cenar fuera come lo que quieras, no pasa nada. Un cuerpo sano puede procesar comida de mala calidad de vez en cuando. A mí me encanta la tarta de zanahoria, el día que se me antoja me la como, pero no lo hago todos los días. Lo importante es que antes la tarta de zanahoria, las galletas y las *pizzas* me controlaban a mí, y hoy soy yo quien las controlo. Durante las 3 semanas de desintoxicación, sí te recomiendo que sigas las pautas que propongo, ya que haremos una depuración física y mental, pero después, dentro de un estilo de vida saludable siempre hay espacio para que de vez en cuando o los fines de semana comas algo que no proceda. Hoy en día llevo una alimentación casi vegana, pero no me pongo etiquetas, si un día estoy en Italia haré una excepción y probaré el queso y la *pizza*, y puede que una cucharada de *gelato*. La cuestión es que todos debemos de ser flexibles, disfrutar la vida, las situaciones que se te presentan y no sufrir por eso. Disfrutar de la vida también contribuye a la belleza.

Para recordar

☆ Los seres humanos somos omnívoros, podemos comer de todo. Sin embargo, nuestro cuerpo está diseñado para llevar una dieta parecida a la de los primates.

☆ Envejeceremos más lentamente y estaremos más sanos si disminuimos la ingesta de proteína animal e incrementamos los alimentos que nos proporciona el reino vegetal.

☆ No necesitamos tanta proteína.

☆ No tienes que ser vegano para estar sanos, de hecho creo que un poco de proteína animal, sobre todo que provenga del pescado y el huevo, es saludable.

☆ Nuestros intestinos se intoxican y se obstruyen con el exceso de proteína animal. Se necesita una dieta alta en fibra para mantenerlos limpios.

☆ La dieta mediterránea, rica en legumbres y cereales integrales, es de las dietas más saludables que existen, pero los españoles la han abandonado a favor de una dieta alta en carne, bollería y lácteos. Al mismo tiempo, las tasas de obesidad y enfermedades se han disparado.

☆ La dieta mexicana a base de frijoles, maíz, aguacate, tomate, cacao y verduras es de las dietas más saludables que existen. Pero los mexicanos la han abandonado y sustituido por una alimentación a base de pan dulce, fritos, manteca, refrescos y azúcar.

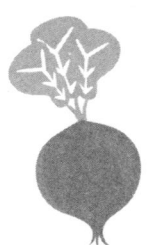
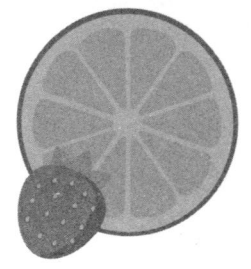
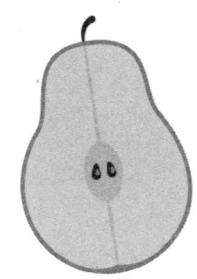

¿POR QUÉ
ENVEJECEMOS?

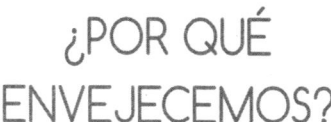

Tanto prevalece la salud por sobre todos los bienes exteriores que probablemente un mendigo sano sea más feliz que un rey enfermo.

ARTHUR SCHOPENHAUER

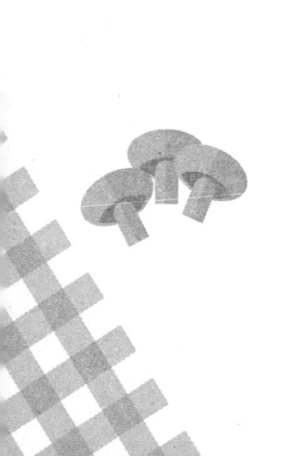
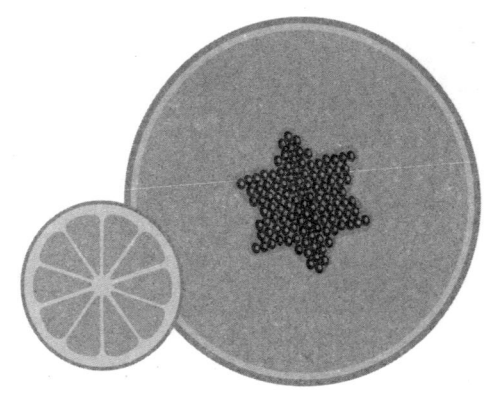

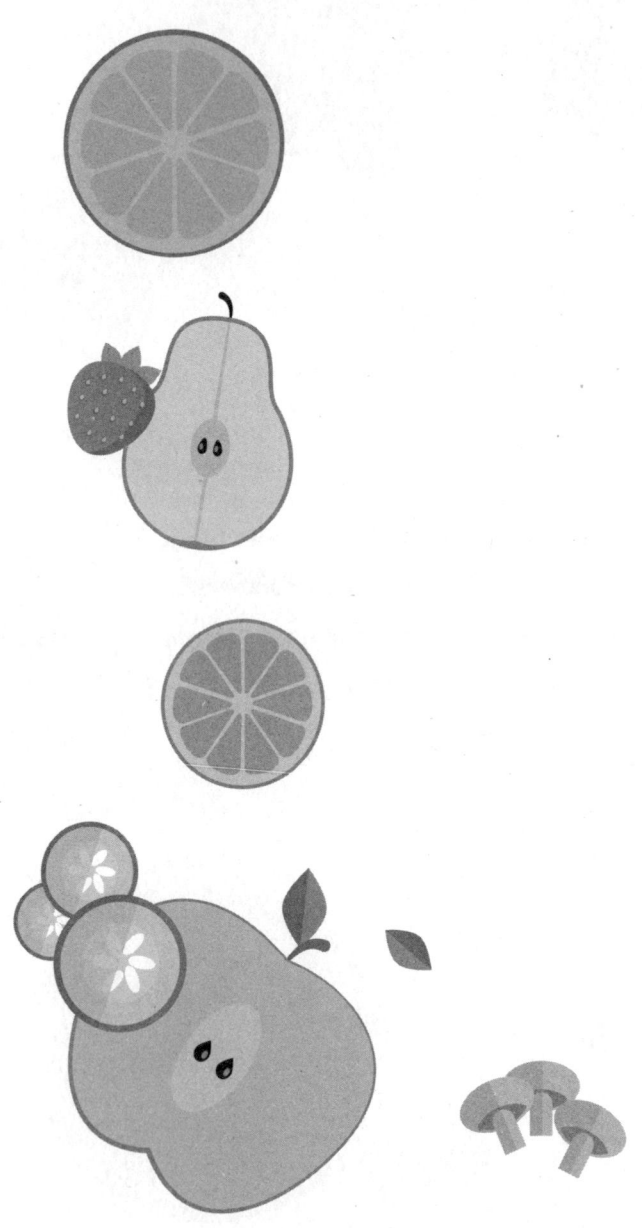

EL PODER DE LA ENERGÍA

Una de las herramientas más valiosas con las que contamos en nuestra búsqueda de la salud y la belleza es la energía. La energía que tiene nuestro cuerpo proviene del sol; las plantas, a través de la fotosíntesis, la convierten en hidratos de carbono y es lo que comemos todos los mamíferos. Nuestra energía es el tesoro más preciado, es nuestra herramienta antienvejecimiento más potente. De ella depende que el cuerpo se desintoxique bien y que nuestros órganos efectúen un trabajo eficiente. La energía favorece la regeneración y reparación de nuestras células y nuestro tejido conectivo, como el colágeno, y en sus manos está el poder mantener un peso adecuado.

Recuerda, cuanta más energía libre tenga tu cuerpo, más salud y belleza tendrás.

EL LADRÓN DE ENERGÍA Y NUESTRO SISTEMA DIGESTIVO

¿Sabes qué proceso te roba entre el 50 y 80 por ciento de tu energía? ¿Recuerdas el chuletón del que hablábamos en el capítulo anterior? Pues el cuerpo necesita convertirlo en líquido para poder procesarlo. ¿Y sabes la cantidad de energía que se necesita para transformar un chuletón en líquido? ¡Mucha! ¡Pobre de nuestro sistema digestivo! Le han robado la energía, ha trabajado de más y está agotado.

Desde la mañana hasta la noche, desde la niñez hasta la vejez, metemos en nuestra boca prácticamente lo que queremos cuando queremos. Y claro, esperamos que nuestros sistemas mágicamente lo eliminen, lo trituren, usen lo bueno, se deshagan de lo malo, y todo sin ruido, sin molestias, y dejándonos además mucha energía.

Pensar que nuestro sistema digestivo se encuentra en buenas condiciones es una visión muy optimista. De hecho, desde el primer año de vida está en estado de *shock*, y cuando la situación ya es sumamente grave se conoce como hernia de hiato. Muchos médicos creen que hasta el 50 por ciento de la población tiene, a cierto nivel, hernia de hiato. Y este es el resultado de años de maltrato a nuestro sistema digestivo.

Mucha gente tiene síntomas graves y severos cuando comen, y es fácil convencerles de que la causa es su alimentación. Pero hay otros que abandonan su sistema digestivo y creen que es una especie de basurero que puede procesar prácticamente todo lo que le des, y dicen «puedo comer todo», pero al mismo tiempo tienen artritis, obesidad, ácido úrico alto, problemas cardiovasculares, problemas en la piel, alergias o problemas menstruales. Todo esto está relacionado con el sistema digestivo. Y lo que hacen es tratar de sedarlo con laxantes, medicamentos, antiácidos que disfrazan el síntoma pero no curan la enfermedad.

La digestión es el principal ladrón de tu energía, por eso cuando comes demasiado y alimentos pesados te sientes cansado. Tener una buena digestión y programas de ayuno son el elixir de la belleza, ya que se liberará toda esa energía y así podrá ser utilizada para regenerar, rejuvenecer y desintoxicar. Si estas comiendo todo el tiempo, toda tu energía se gastará en la digestión y quedará poca para construir tu salud y belleza. ¿Qué sucede por la noche? Al no estar comiendo y digiriendo, sale a barrer el equipo de limpieza. En los programas de ayuno el equipo de limpieza hace largas jornadas. Mi programa de detox está diseñado para liberar toda tu energía, ya que es el factor más importante para bajar de peso y darle la oportunidad al cuerpo de hacer una limpieza profunda. Ese chuletón, si además lo juntas con unas patatas, pan y postre, tardará hasta 10-12 horas en digerirse, y al terminar de comer, tu cuerpo estará en estado de coma (por lo que querrás irte a dormir), lo que te robará toda tu energía en ese proceso y propiciará un terreno ideal para el crecimiento de las bacterias, hongos y parásitos que viven en tus intestinos, y sus desechos son sumamente tóxicos. El alto contenido en enzimas y nutrientes de mi programa limpiará y desatascará tus órganos internos para que puedas funcionar correctamente.

Consejo para tu salud

Por la mañana recomiendo un vaso de agua junto con algo que estimule la producción de jugos gástricos en el estómago, como limón, cayena o jengibre, que al no necesitar digestión serán como una aspiradora en el cuerpo. Tómalo cuando te despiertes y espera media hora para desayunar. Este pequeño hábito potencia el proceso de desintoxicación y mejora la salud de tu hígado.

CÓMO MEJORAR TU DIGESTIÓN

La correcta combinación de los alimentos

Iván Pávlov se dio cuenta de que digerir un pedazo de carne lleva entre 4-6 horas, más otras 20 para pasar por el tracto intestinal. También notó que mezclar fuentes concentradas de proteína (como animales, lácteos, huevo o pescado) con fuentes concentradas de hidratos, como la fruta o la patata, causaba problemas con su digestión, ya que los hidratos se van a digerir primero por los jugos gástricos alcalinos y las proteínas por los jugos gástricos ácidos del estómago. Probablemente esto te suena a «blablabla», pero es importante aprender un poco de ello. ¿Recuerdas tus clases de química de la escuela? Si juntas una sustancia alcalina con una ácida, se neutralizan. El cuerpo es muy eficiente y no se neutralizan al cien por cien, pero sí o sí el cuerpo tiene que trabajar más para procesarlo. Iván Pávlov se dio cuenta de que si consumes alimentos concentrados de proteína y de hidrato juntos tardarán entre 8-14 horas en salir del estomago. Para poner esto en perspectiva, los alimentos no deberían de estar más de 4 horas en el estomago. Si permanecen ahí más tiempo se pudren y fermentan. La carne se pudre y la patata fermenta. Además, si le agregas pegamento (lácteos), un postre cargado de azúcar, unas cuantas bebidas alcohólicas y una taza de café, lentamente te habrás puesto a ti mismo en estado de «coma». Cuanto más concentrada sea la proteína y más refinado el hidrato, el escenario será peor.

No olvidemos que:

Hay que comer proteínas de animal junto con verduras.
Hay que tomar hidratos y legumbres acompañados de verduras. La proteína vegetal se puede juntar con los hidratos complejos o ingerirse con verduras.
La fruta es mejor comerla sola y no como postre, ya que fermenta.

LAS CAUSAS DEL ENVEJECIMIENTO

¿Qué factores contribuyen al envejecimiento?

Ambiente tóxico y almacenamiento de toxinas en el cuerpo, congestión interna.
El medioambiente.
Ataque de radicales libres a las células.
Inflamación.

Un sistema inmunológico débil.
Daño solar.
Estrés.
Falta de sueño y cansancio crónico.
Niveles altos de azúcar en la sangre.

El coche de tus sueños

Una metáfora que me gusta utilizar es que pienses en ti mismo como si fueras el coche de tus sueños. Cuando somos niños, el motor funciona de maravilla, sin ningún problema; cada parte del coche está nueva y marcha de manera óptima y precisa. Nunca te obsesionabas con la cantidad de calorías o de hidratos que comías, siempre tenías mucha energía, dormías de maravilla y te sentías genial. Con el tiempo, después de pasar años echándole a tu coche gasolina de la peor calidad, de estar expuesto a los procesos de oxidación, a conservantes o productos químicos, de no limpiarlo nunca ni mandarlo al taller, de tratarlo mal... los desechos tóxicos se acumulan tanto en el motor como en todas sus partes. Esos desechos internos son como barro y oxidantes que se almacenan. En la realidad, ¿a que no te sorprendería que tu coche no alcanzara la velocidad deseada, tuviera un aspecto ruinoso y fallara mucho si nunca lo llevaras al taller, si le pusieras gasolina de mala calidad y en general lo trataras muy mal? Pues lo mismo sucede con tu cuerpo, si lo maltratas, le das alimentos de mala calidad, no lo mueves y no le proporcionas lo que necesita para mantenerse funcionando de una manera óptima. A medida que pasan los años se vuelve más difícil mantener un buen peso y tener energía, y mientras, comienzan a aflorar pequeños síntomas de que tu coche se está deteriorando, como arrugas, uñas y cabello débiles o problemas más serios, como enfermedades. La oxidación y el barro en las llantas es lo que nos hace envejecer, y ya podemos ponernos las cremas antienvejecimiento más caras y cuarenta inyecciones de bótox, que si no mandas el coche al taller periódicamente, lo sacas a pasear, le limpias el barro de las ruedas y lo tratas bien, probablemente el proceso de envejecimiento se acelerará progresivamente.

¿Cómo limpiar el coche? Con un programa de desintoxicación y sobre todo aplicando a tu vida todo lo que aprenderás, para así cambiar de hábitos y adoptar un estilo de vida saludable. La acumulación de desechos tóxicos en el cuerpo es un proceso que lleva décadas, así que una desintoxicación a un nivel profundo no se logra de un día para otro. Debe ser gradual, controlada.

Consejo para tu belleza
LA FUENTE DE LA JUVENTUD

Llevamos desde el siglo XVI tratando de encontrar la mítica fuente de la juventud, cuando Juan Ponce de León buscaba las aguas mágicas que curaban el envejecimiento. La realidad es que la magia no reside en esas aguas, sino en las que hay dentro de nuestro cuerpo, que llevan nutrientes al trillón de células que tenemos, las protegen de daños, las alimentan, eliminan toxinas producidas por las células y reparan daños. Llevo años buscando información y leyendo artículos científicos sobre cómo frenar el envejecimiento. Al parecer, el deterioro del cuerpo se debe en parte a las toxinas, desechos, inflamación y congestión que se acumula en nuestro interior. Al mantener los órganos encargados de la eliminación (tracto intestinal, hígado y riñones) limpios, limpiar la sangre, la linfa y otros líquidos, proporcionarle al cuerpo los antioxidantes que necesita, una dieta de alimentos saludables y naturales, podemos reducir en un porcentaje los signos de envejecimiento y promover células, órganos y tejidos jóvenes. Las verdaderas aguas de la fuente de la juventud se encuentran dentro de ti, una sangre limpia cargada en nutrientes y un sistema linfático descongestionado y activo que logre limpiar el cuerpo de una manera eficiente son la verdadera fuente de la juventud. El problema es que para que esta agua funcione no tendrás que viajar a un lugar remoto en América, va a depender de la decisión que tomes todos los días con respecto a tu salud y alimentación.

LOS TRES PRINCIPIOS BÁSICOS DE LA SALUD
La lucha contra los radicales libres

Los radicales libres son átomos a los que les falta un electrón, lo que los hace inestables, así que van por todo el cuerpo tratando de robar electrones de otras células, y mientras lo hacen, las van dañando, lo que desencadena una cascada de radicales libres. Para que lo entiendas mejor, los átomos, para que sean estables en su última capa, tienen que tener los electrones en pareja, pero si en algún momento a algún electrón le roban su pareja y se vuelve loco, va por todo el cuerpo buscando robar la pareja a otro, pero mientras lo hace desencadena una reacción de partículas histéricas que extrañan y necesitan una pareja. Y esto provoca una cadena de partículas locas que envejecen y boicotean tu fiesta. Cuando son pocas no hay ningún problema, ya que el cuerpo está acostumbrado a lidiar con ellas. Sin embargo, cuando son producidas en cantidades muy grandes (como consecuencia de una mala alimentación, falta de horas de sueño o de luz del sol, contaminación, productos químicos, pesticidas, etc.), el daño de los radicales libres a las células y el tejido contribuye a acelerar el envejecimiento.

Los radicales libres son un enemigo de tu belleza. Una de las razones de que la industria de la belleza esté obsesionada con los antioxidantes y la prevención del envejecimiento prematuro es porque nuestra piel, como el resto de nuestro cuerpo, con el paso del tiempo se oxida. Se estima que cada una de nuestras células se enfrenta a unos 10.000 golpes de radicales libres al día. Ahora se sabe que el proceso de envejecimiento se puede acelerar o frenar dependiendo de cómo nuestro cuerpo procese y neutralice los radicales libres. El problema es que, cuando hay demasiados radicales libres, el daño puede ser enorme. Estos átomos reactivos están asociados con el daño y la muerte celular, lo que provoca adelgazamiento y flacidez de la piel, pero también están asociados con ciertas enfermedades degenerativas como el cáncer, alzhéimer y problemas cardiovasculares por su efecto oxidativo.

Cuando somos jóvenes y sanos, y llevamos una dieta alta en antioxidantes, el sistema de defensa de nuestro cuerpo funciona correctamente y mantiene los radicales libres controlados. Los antioxidantes reaccionan con los radicales libres, les ceden un electrón y los neutralizan. Como si viniera una mujer tranquila que tiene muchos maridos, les dona uno y las tranquiliza. Cuando envejecemos, normalmente la producción de radicales libres domina a nuestro sistema antioxidante y si además comemos mal y estamos expuestos a toxinas medioambientales y estrés, el proceso se acelera. Entre los antioxidantes más importantes se encuentran las vitaminas C y E, beta-caroteno y miles de fotoquímicos como el resveratrol, licopeno, polifenoles, etc. Los antioxidantes se encuentran usualmente en los pigmentos de las plantas, por lo que en mi programa de alimentación tendrás una variedad de antioxidantes que provienen de frutas, verduras y superalimentos para contraatacar los efectos del exceso de radicales libres en el mundo moderno.

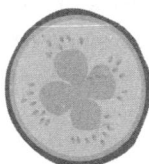 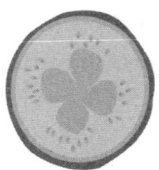

Apaga el fuego: la inflamación

La inflamación es la manera en la que el cuerpo responde a un ataque normal. Pero cuando existe inflamación crónica es una de las principales causas del envejecimiento. La capacidad que tiene el cuerpo de generar inflamación es vital para su supervivencia. Cuando sufres una infección, tu sistema inmunológico crea una cascada de procesos inflamatorios para poder atacar de una manera más eficiente. El tejido cercano a la herida se inflama para combatir y destruir las bacterias, eliminar toxinas y sembrar la tierra para el proceso de curación. ¡Inteligente! Pero una herida o infección no es lo único que genera inflamación: toxinas, estrés, desequilibrio hormonal, exceso de tejido adiposo y azúcar en la sangre, el tabaco, el amianto, la infección crónica por virus y bacterias y ciertos alimentos también contribuyen. Y cuando se hace crónica, es cuando se conoce como el asesino silencioso, ya que no te enteras de que la tienes en tu interior, daña a tu cuerpo y favorece todo tipo de enfermedades como el cáncer.[15] Tomar alimentos antiinflamatorios y

---

[15] R. B. Gupta *et al.*, «Histologic Inflammation is a Risk Factor for Progression to Colorectal Neoplasia in Ulcerative Colitis: a Cohort Study», *Gastroenterology*, 133 (4), octubre de 2007, pp. 1.099-1.105; *quiz* 1340-1.

llevar una dieta que reduzca la inflamación es un ataque inteligente y saludable. Una dieta alta en bollería, gluten, lácteos, grasas trans, azúcar, alimentos fritos, propician la inflamación crónica.[16]

De acuerdo con el dermatólogo Perricone, cuando las células son atacadas por estrés oxidativo, producen sustancias que migran al núcleo de la célula y atacan el ADN, produciendo una reacción inflamatoria que genera sustancias conocidas como citoquinas, los químicos asesinos de las células. Como resultado, son producidos otros químicos que digieren el colágeno.[17]

Afortunadamente, hay muchos alimentos, todos incluidos en mi plan de alimentación, que apagarán el fuego interno, calmarán la inflamación y permitirán a tu cuerpo sanar cada uno de sus órganos para trabajar de una manera óptima. El rejuvenecimiento se hará evidente y se reflejará en una piel brillante y sana. Y si tienes una enfermedad relacionada con la inflamación, como la artritis, asma o acné, notarás la diferencia.

Alimentos antiinflamatorios:

✓ Omega 3, en pescados azules (sardinas, trucha, anchoas...).

✓ Frutas y verduras.

✓ Ajo, jengibre, canela y cúrcuma.

✓ Semillas de linaza, chía, girasol, calabaza y cáñamo.

✓ Aceite de coco o de oliva crudo.

---

[16] M. D. Mark Hyman, *10 Day Detox Diet*, Hodder and Stoughton, Londres, 2014, p. 85.

[17] N. Perricone, *The Perricone Prescription*, Warner, Nueva York, 2002.

EL PH del cuerpo

Seguro que no piensas en el principio de los ácidos y los alcalinos desde que ibas a clases de química en el colegio. Ayudar al cuerpo a mantener el equilibrio entre lo ácido y lo alcalino es una de las funciones más importantes de la nutrición. Necesitamos entender este principio, ya que es de vital importancia para combatir el envejecimiento prematuro y la obesidad.

El equilibrio perfecto entre lo ácido y lo alcalino se llama PH, que significa «partes de hidrógeno» y refleja la concentración de iones de hidrógeno. La escala va desde 0,0 (lo más alcalino), hasta 14,0 (lo más ácido), siendo 7,0 el neutro. Al cuerpo le gusta estar en un estado un poco alcalino, 7,356. Todos los alimentos dejan un residuo ácido o alcalino en el cuerpo dependiendo de la cantidad y calidad de los minerales que contengan. El cuerpo tiene varios sistemas de amortiguadores para mantener siempre el PH alcalino, ya que es vital para su supervivencia. Que cambie tu PH es difícil porque el cuerpo luchará fuertemente para mantenerlo, pero a veces la lucha lo deja cansado y enfermo. Lo importante es consumir alimentos que dejen un residuo alcalino ya que le facilitarás la tarea a tu cuerpo. No te confundas con su sabor; por ejemplo, los limones saben ácidos, pero tienen una reacción alcalina en el cuerpo. O los lácteos aislados tienen un PH alcalino, aunque, cuando el cuerpo los digiere, dejan un residuo sumamente ácido.

Una dieta basada en productos de origen animal y procesados crea estado ácido en los tejidos, la toxicidad crónica crea congestión, inflamación y degeneración. La culminación de este proceso de acidificación se refleja en muchas de las enfermedades que la gente experimenta mientras envejece.[18]

Consejo para tu salud

Lo más ácido. Elimina los refrescos

Todos sabemos que los refrescos tienen muchas calorías y cero nutrientes. Pero el principal problema no son las calorías, sino que los refrescos (incluso los *light*) son uno de los alimentos más acidificantes que existen, ¡con un PH de 2! De hecho, los refrescos no son ni alimentos, sino una concentración de químicos acidificantes como los ácidos carbónicos y fosfóricos. Así que consumir refrescos desmineraliza tus huesos, y te roba los minerales tan preciados para tu belleza y salud.

El tener sangre ligeramente alcalina promueve la salud, la belleza y el bienestar, y nos ayuda a luchar contra enfermedades como el cáncer, ya que a las células cancerígenas les gusta el ambiente ácido. Si quieres perder peso, necesitas un ambiente alcalino, ya

[18] E. M. Haas, *Staying Healthy with Nutrition. The complete Guide to Diet and Nutritional Medicine*, 21st Century Edition, Celestian Arts, Berkeley, 2006, p.747.

que cuando tienes exceso de ácido, los órganos que se encargan de eliminar toxinas, como los pulmones y los riñones, se sobresaturan, así que las toxinas se acumularán en la grasa para no dañar el cuerpo y el cuerpo se protegerá a sí mismo, no permitiéndote eliminar estas células que guardan la grasa. Cuantas más toxinas tienes, más se expanden tus células de grasa. El cuerpo se quiere proteger a sí mismo, así que empuja a las toxinas lejos de los órganos, por eso la grasa tiende a acumularse en tejidos como las caderas, las piernas, los brazos, etc.

Consejo para tu salud

Las verduras y hojas verdes son los alimentos más alcalinos. Trata de consumir por lo menos una ensalada diaria y, si puedes, un zumo verde.

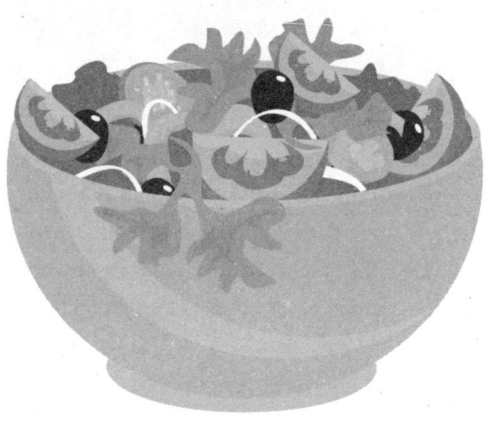

Para recordar

☆ Cuanta más energía, más belleza y más salud.

☆ Hay que desintoxicar un cuerpo mal nutrido y mal cuidado con programas de desintoxicación y una vida detox.

☆ Hay que mantener tu sistema digestivo y tu hígado limpios, libres de toxinas y trabajando de una manera eficaz. Es la base de una vida larga, sana y con vitalidad.

☆ Trata de practicar una correcta combinación de los alimentos

☆ Hay que apagar el fuego de la inflamación con alimentos antiinflamatorios como el omega 3, las frutas, verduras y semillas.

☆ Hay que consumir muchos antioxidantes para neutralizar los radicales libres que nos hacen envejecer y enfermar.

☆ Hay que consumir alimentos que dejen residuos alcalinos en el cuerpo, lo que oxigenará tus células y prevendrá el envejecimiento prematuro. Trata de tomar muchas ensaladas y zumos verdes.

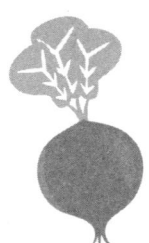
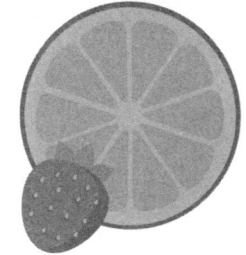
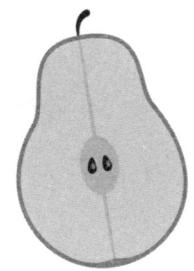

BELLEZA DETOX

Las mujeres felices son las más bonitas.

AUDREY HEPBURN

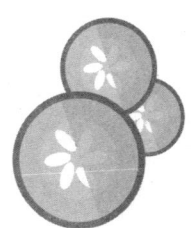

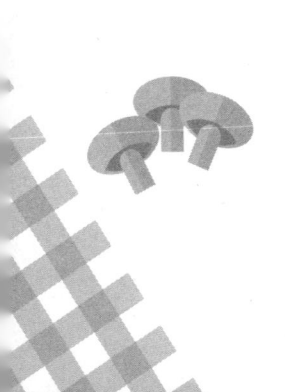

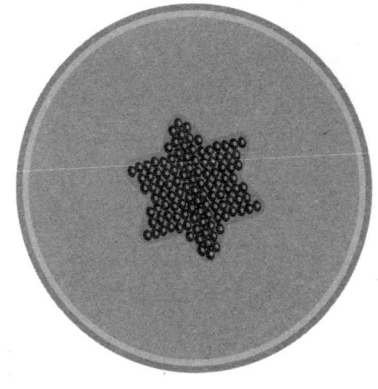

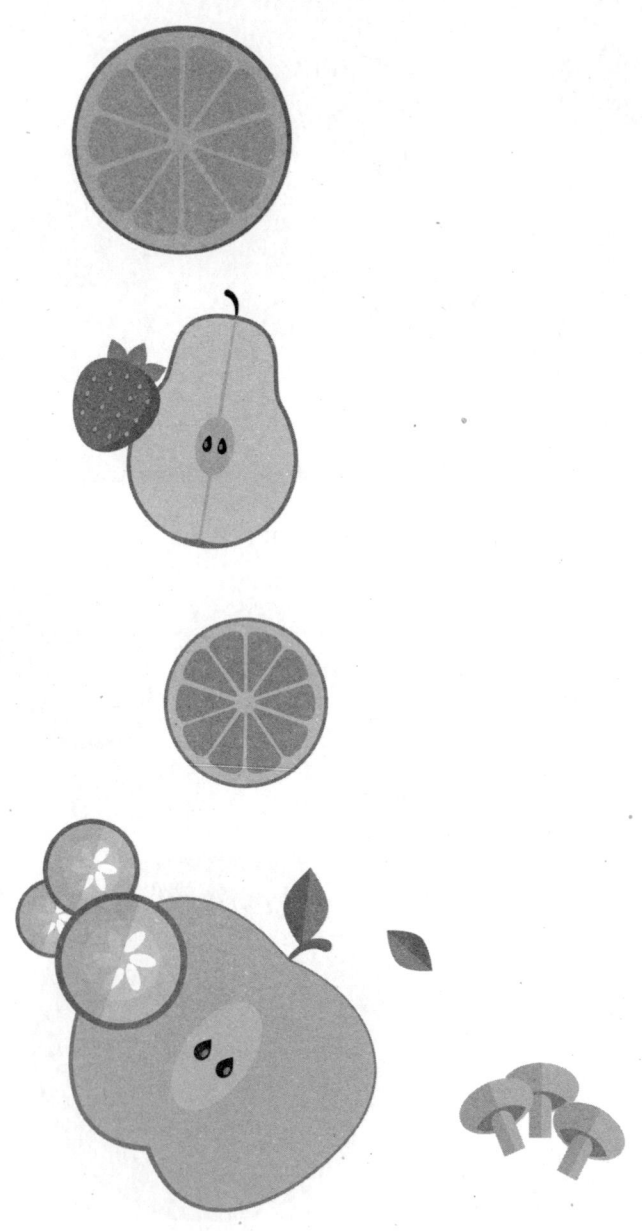

UN CUERPO LIMPIO ES UN CUERPO BRILLANTE

Yo creo que los límites entre la belleza y la salud no están bien definidos. La belleza es el espejo de nuestro interior. Aunque para ti la piel y el cabello sean lo más importante, para el cuerpo no lo son, ya que nuestra supervivencia no depende de ellos. Primero le dará nutrientes a corazón, hígado y cerebro, y lo que le sobre irá a la piel. Así que si la piel de una persona luce de maravilla, quiere decir que su interior está mucho mejor. Cada órgano de nuestro cuerpo trata de mantener un equilibrio perfecto (mantener la homeostasis), lo que lleva a una salud y una belleza óptimas. Sin embargo, esto solo es posible si primero hacemos una limpieza interna para librarnos de materiales tóxicos. Recuerda que nuestro cuerpo está diseñado para sobrevivir, aunque en malas condiciones, luchará con todas sus fuerzas para mantenerte saludable o, por lo menos, vivo, así que la energía primero se utilizará en los procesos esenciales para sobrevivir, y eso se reflejará en tu piel. ¡Mantener tu piel sin arrugas, tu cabello brillante y tus uñas fuertes interesa poco cuando nuestro hígado está sobreexplotado y cargado con toxinas, nuestras glándulas suprarrenales exhaustas y nuestro intestino congestionado!

Tu piel

La piel es el órgano más grande que tenemos. Si tus ojos son el reflejo de tu alma, tu piel es el reflejo de tu salud y, créeme, no miente. Es uno de los órganos con mayor poder regenerativo, desprendemos constantemente de 30.000 a 40.000 células muertas por minuto, para dar entrada a células nuevas y limpias provenientes de la epidermis. Así que por más que te pongas las cremas más caras, si tu maquinaria por dentro no está produciendo células nuevas saludables y fuertes, tu piel no tendrá buen aspecto. La verdadera belleza viene de dentro. Con el tiempo este proceso se decelera, y la cantidad y calidad de las células nuevas es menor. El secreto está en que cuanto más sana estés por dentro, más tiempo producirás estas maravillosas células. Además de afectar al cómo te ves y te sientes, la piel tiene varias funciones importantes.

Primero, es nuestra frontera, nos protege de microbios y químicos externos, pero, al mismo tiempo, tiene que mantener la temperatura corporal y retener y sintetizar la vitamina D. Y, sobre todo, es uno de nuestros sistemas de eliminación y depuración, ya que permite expulsar toxinas a través del sudor y absorber oxígeno y nutrientes. En pocas palabras, tu piel está siempre muy ocupada.

Cuando los demás órganos de eliminación se encuentran sobresaturados, la piel trata de ayudar, y en el momento en que las toxinas se acumulan en las diferentes capas de la piel, es más difícil que el oxígeno y los nutrientes accedan a las células, entonces la piel se queda sin nutrientes y poco a poco perderá el brillo. Para dejarlo más claro, no puedes comer basura y esperar a tener una piel maravillosa. Con el abuso prolongado de toxinas, la piel deja de tener capacidad de regenerar las células, por lo que pierde firmeza. Si quieres una piel brillante, radiante y limpia, lo primero que tienes que hacer es un programa de desintoxicación y después continuar con una vida detox. Ya sea porque tengas la piel apagada y cansada, eczema, acné, dermatitis, hiperpigmentación o envejecimiento prematuro, un programa de desintoxicación te ayudará seguro.

Enemigos de la piel:

El exceso de sol sin protección.
La nicotina del tabaco (deteriora las fibras elásticas).

El alcohol (dilata los vasos sanguíneos y obstaculiza la circulación).
Una mala alimentación.
El estrés.
La falta de sueño.
El azúcar y los lácteos.

Consejo para tu belleza

Es necesario tener cuidado con el sol. Se estima que el 80 por ciento del envejecimiento que se ve en la piel tiene que ver con los daños que ocasiona el sol. Hazte a la idea de que los rayos del sol son como un láser que desintegra el colágeno y daña el ADN de tus células. Así de sencillo. Cuanto más tiempo penetren los rayos del sol, más daño sufrirá tu piel, no solo un bronceado (que de hecho es un síntoma de daño a la piel), sino además signos de envejecimiento prematuro y hasta cáncer de piel. En la cara utiliza siempre protector solar, sea verano o invierno. No te pongas la piel de la cara al sol, y la del cuerpo solo unos 15 minutos diarios, que está bien para absorber vitamina D, ¡pero no más!

Acné

Hay que mantener a raya el acné. Nuestra piel no solo es el órgano más extenso, sino que además forma parte esencial de nuestro sistema de desintoxicación. Todos los días expulsas kilos de desechos y toxinas a través de ella. Si tienes acné, probablemente tu cuerpo te está tratando de decir que el proceso de desintoxicación no está funcionando correctamente, ya que, como vimos, la piel es un reflejo de lo que sucede dentro de ti. Si tu hígado, tu colon y tu sangre están congestionados, el cuerpo tratará de expulsar toxinas a través de la piel, provocando acné. Otra razón por la cual puedes tener acné es que tus hormonas estén desequilibradas, ya sea por estrés o por cambios como la pubertad o el embarazo. Existen un tipo de hormonas que llamamos andrógenas que rompen la armonía dentro de tu cuerpo. Una mala dieta, la cafeína y el estrés incrementan la producción de estas hormonas, alteran tus glándulas suprarrenales y aceleran la producción de sebo (grasa).

¿El chocolate y la comida basura y grasienta causan acné? El chocolate tiene mala fama cuando hablamos de acné, pero está comprobado que no es del todo cierto. El cacao en sí no causa acné, pero sí los lácteos y el azúcar, añadidos a muchos chocolates. Hay también muchos estudios que demuestran que seguir una dieta alta en alimentos fritos y grasas tóxicas incrementa la secreción de sebo.[19] Otros han demostrado que los lácteos causan acné[20] y que el azúcar y los hidratos con un índice glicémico alto aceleran

[19] A. Pappas, M. Anthonavage y J. Gordon, «Metabolic Fate and Selective Utilization of Major Fatty Acids in human Sebaceous Glan», *Journal of Investigative Dermatology*, 118, 1, enero de 2002, pp. 164-171.

[20] F. W. Danby, «Acne and Milk, the Diet Myth and Beyond», *Journal of American Academy of Dermatology*, 52, marzo de 2005, pp. 360-362.

la producción de sebo.[21] Así que si quieres reducir el acné, haz programas de desintoxicación para limpiar tu piel y aléjate del azúcar, los fritos y los lácteos.

Consejo para tu belleza

En la cara utiliza siempre protector solar, sea verano o invierno. No expongas la piel de la cara al sol, y la del cuerpo solo unos 15 minutos diarios, que está bien para absorber vitamina D, ¡pero no más!

Si quieres reducir el acné, haz programas de desintoxicación para limpiar tu piel y aléjate del azúcar, los fritos y los lácteos.

Tu cabello

Proporcionar una cantidad necesaria de aminoácidos que provengan de los alimentos adecuados es de vital importancia, ya que el 96 por ciento de tu cabello es proteína. Las canas pueden ser una deficiencia de vitaminas del complejo B. La falta de los minerales de la belleza, azufre y silicio, puede dar como resultado un cabello sin vida, sin brillo y sin fuerza. De todos modos, puede ser que estés consumiendo los nutrientes necesarios, pero si tu cuerpo está intoxicado, los nutrientes no llegan porque se tapan los capilares finos con mucosa.

Alimentos que no se digieren bien, como los lácteos, trigo, grasas *trans*, grasas animales y azúcar, crearán congestión, mucosa y toxinas en tu cuerpo. La sangre y el sistema linfático

[21] R. N. Smith *et al.*, «The Effect of High Protein, Low Glycemic Load Diet versus a Conventional on Biochemical Parameters Associated with Acne vulgaris», *Journal of American Academy of Dermatology*, 57, 5, 2007, pp. 247-256.

necesitan encontrarse limpios y bien nutridos para que los folículos pilosos tengan los nutrientes que necesitan. Mantenerte hidratado es de vital importancia, ya que el agua hidrata el cabello desde dentro. Es como si tu cabello creciera de la tierra, por lo que necesita agua y minerales para encontrarse sano y fuerte. La deshidratación también puede generar problemas en el cuero cabelludo como la caspa, y frenar su crecimiento, ya que no habrá suficiente humedad en el cabello para el desarrollo de cabellos nuevos.

Tus uñas

Tus uñas indican la mineralización de tu cuerpo. Unas uñas débiles son señal de deficiencias en minerales.

LOS NUTRIENTES PARA TU BELLEZA

Tu cuerpo se está constantemente regenerando y reconstruyendo, solo que en lugar de utilizar clavos, tabiques y martillos utiliza reacciones químicas, aminoácidos, minerales, vitaminas y antioxidantes. Y no me gusta resaltar ningún nutriente, porque todos son importantes: las vitaminas y minerales deben trabajar juntos para mantenernos vivos. Sin vitamina D, el calcio no se absorbe. Sin vitamina K1, tu cuerpo no puede obtener suficiente vitamina K2. Tu sistema inmunológico no solo depende de la vitamina C. No puedes combatir a los radicales libres tomando solo una pastilla de vitamina E. Y, definitivamente, no puedes tener una salud de hierro y una piel maravillosa a base de una vitamina. *La tabla siguiente te aclarará mejor esta cuestión:*

Grasas saludables: las grasas vegetales contienen vitamina E y ácidos grasos esenciales, como el ácido linoleico, que mantiene la piel tersa e hidratada. Basta con un puñado de semillas, aceite prensado en frío, olivas, frutos secos y aguacate. El omega 3 reduce la inflamación en el cuerpo disminuyendo la producción de eicosanoides, los compuestos más inflamatorios que existen, que provienen de la oxidación de los ácidos grasos omega 6 al ser sometidos a temperaturas altas.

Fuentes de omega 3: lino, nueces, cáñamo, pescados de aguas frías.

Vitamina C: activa el crecimiento celular, agiliza la reparación y regeneración del tejido conectivo. Estudios científicos han demostrado que reduce la aparición de arrugas.[22] La puedes encontrar en pimientos, naranjas, frutas, verduras y, sobre todo, en el rey y la reina de la vitamina C, esto es, en el camu camu y la acerola.

Vitamina A: su deficiencia reseca tu piel. La encontrarás y tu cuerpo la produce en base a la familia de los betacarotenos: zanahoria, calabaza, melón, espinaca, brócoli, mango, perejil y tomate. Lubrica el cabello y la piel, y reduce líneas de expresión y arrugas.

Zinc: ayuda a cicatrizar y regenerar la piel, al pelo y al crecimiento de las uñas. También reduce el acné. Se encuentra en ostras, proteína animal, anacardos y semillas.

Vitamina E: es un potente antioxidante que lucha contra los radicales libres. Almendras, avellanas y semillas de girasol.

Aminoácidos: el colágeno, la elastina y la keratina son proteínas y están hechas a base de aminoácidos. Consume legumbres, quinoa, cáñamo, pescado y huevo.

---

[22] M. Cosgrove *et al.*, «Dietary Nutrient Intakes and Skin-aging Appearance among Middle Aged American Woman», *The American Journal of Clinical Nutrition*, 86, 4, octubre de 2007, pp. 1.225-1.231.

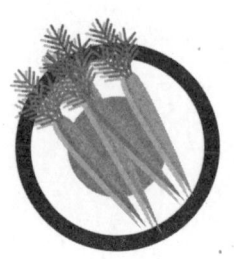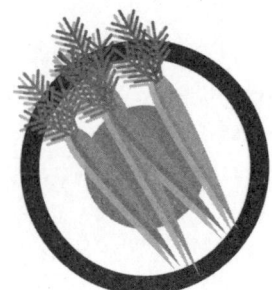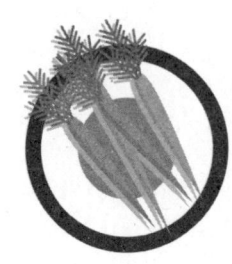

¿Sabes qué alimentos no contienen ningún nutriente?

Efectivamente, los procesados. No me importa cuántas vitaminas del complejo B tenga una caja de cereales procesados, el cuerpo no las va a reconocer y no es saludable. Algo que viene empaquetado tiene muchos menos nutrientes que lo que la naturaleza nos da. Y no solo eso en general, los alimentos procesados te roban los nutrientes.

Los alimentos claves para tu belleza:

- ✓ Verduras de hoja verde.
- ✓ Frutas.
- ✓ Grasas saludables, como el coco, aguacate, semillas, olivas o frutos secos.
- ✓ Alimentos fermentados.
- ✓ Especias como el ajo, jengibre, cúrcuma, canela.
- ✓ Proteínas saludables.
- ✓ Antioxidantes.

Consejo para tu belleza

EL SUPERZUMO ANTIARRUGAS

Remolacha: se ha usado tradicionalmente para ayudar a limpiar al hígado.

Zanahoria: una gran fuente de alfa y beta-carotenos (el mejor protector solar).

Pepino: una excelente fuente de silicio, lo que mejora la apariencia de la piel.

Jengibre: antiinflamatorio y alto en zinc.

Verduras verdes: altas en clorofila y minerales alcalinizantes.

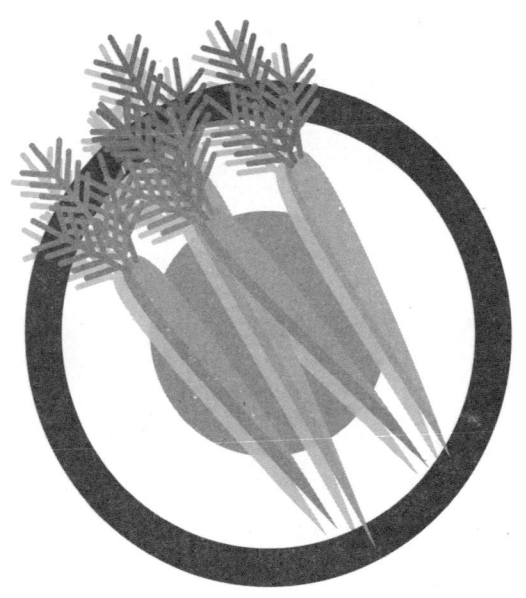

Para recordar

☆ La verdadera belleza viene de dentro, tu piel, uñas y cabello son el reflejo de lo que sucede dentro de ti.

☆ La piel es el último órgano en recibir nutrientes por lo que es importante la sobresaturación del cuerpo con nutrientes.

☆ Si tu hígado y demás canales de desintoxicación se encuentran agotados y saturados con toxinas, los nutrientes no solo no llegarán a tu piel sino que además la piel se sobrecargará con deshechos lo que promueve la aparición de acné y envejecimiento prematuro.

☆ Consume grasas saludables que nutrirán la capa lípida de la piel y una gran cantidad de antioxidantes como la vitamina C, vitamina E y precursores de la vitamina A

☆ El colágeno y la elastina son proteínas por lo que es importante consumir algo de proteína vegetal o animal en cada comida.

☆ El 80 por ciento del envejecimiento de la piel es causado por la exposición al sol, siempre utiliza protector solar en la cara

NUTRICIÓN DETOX

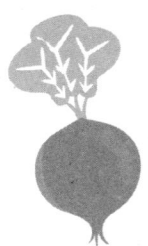
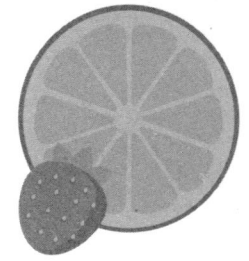
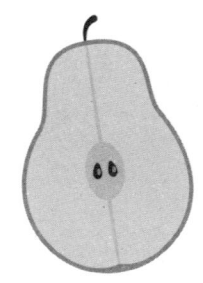

LA GASOLINA QUE NECESITA TU CUERPO

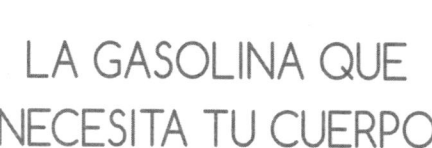

*Regala un pescado a un hombre y le darás
alimento para un día, enséñale a pescar
y lo alimentarás para el resto de su vida.*

PROVERBIO CHINO

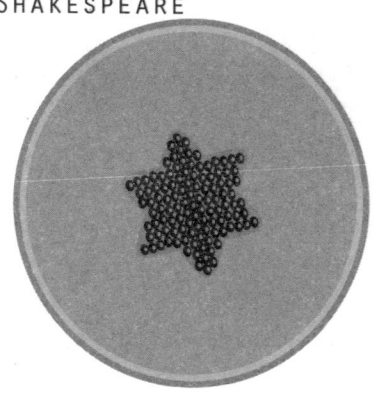

*Nuestros cuerpos son jardines, nuestras
decisiones nuestros jardineros.*

WILLIAM SHAKESPEARE

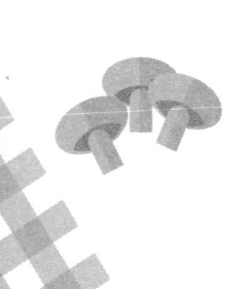

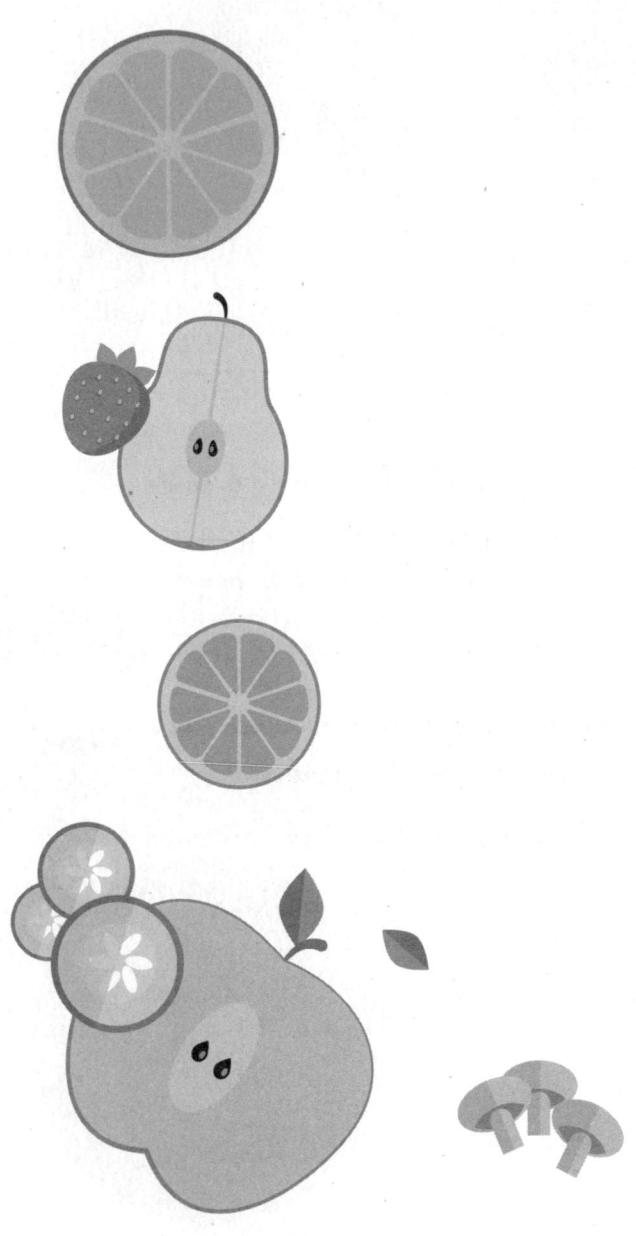

Los hidratos de carbono forman parte de la familia de los 3 macronutrientes esenciales para la vida. Seguramente estarás pensando: «Pero Bea, si como hidratos, ¡voy a engordar!». Tú y la mayoría de las personas se ponen nerviosas cuando les digo que deben comer hidratos, ya que están acostumbrados a contar calorías y a esas teorías dietéticas que se han popularizado en las que los hidratos han sido los culpables de que nos hayamos convertido en una sociedad con sobrepeso. Pero las dietas altas en proteína como esas se basan en la restricción y privación, eliminando de tu vida los alimentos que te proporcionan energía y de los cuáles depende tu salud gastrointestinal. Estas dietas te dejan insatisfecho y pensando en la comida todo el tiempo, y además no se pueden mantener a largo plazo. A lo largo y ancho del planeta —y también de la historia—, aquellas culturas en las que sus miembros son de constitución delgada siguen una dieta basada en hidratos de carbono y verduras. Según la Organización Mundial de la Salud el 55-75 por ciento de nuestra dieta debería de ser hidratos de carbono. Pero hay que diferenciar entre unos y otros, porque los hidratos pueden ser tu mejor amigo o tu peor enemigo. Los hidratos complejos están cargados de fibra, que funciona como una escoba que barre tus intestinos, nos proporcionan energía y muchos nutrientes. Eso sí, los hidratos procesados y refinados y los azúcares artificiales han de quedar fuera del menú.

LA GLUCOSA

Es la gasolina de nuestro cuerpo. Cuando la glucosa entra en nuestro organismo, el páncreas tiene que segregar insulina. Esta hormona tiene muchos trabajos, pero su principal función es regular los niveles de glucosa en la sangre, al transportarla a las células para poder ser usada como energía. Pero cuando la célula ya está hasta arriba de glucosa, a la insulina no le queda otra que guardarla como grasa, para cuando vengan épocas de hambre o, como en cualquier otro mamífero, para cuando llegue el invierno (el problema es que nuestro invierno nunca llega).

La realidad es que puedes leer en una bolsa de 1 kg de azúcar «cien por cien libre de grasa», y están diciendo la verdad… Pero a la vez te están mintiendo, porque en el momento en que esta glucosa entra en tu cuerpo, el páncreas segregará insulina y la insulina depositará el exceso de glucosa como grasa. Así que no solo no quemarás tu propia grasa, sino que además si te pasas el día comiendo azúcar serás una maquina de producción de grasa.

Las compañías multinacionales saben que el azúcar es altamente adictivo. Juegan con el hecho de que nos hace sentir bien (momentáneamente) y que se encuentra en alimentos que pensamos que nos dan felicidad. ¿Te acuerdas de pequeño cuando te querían «sobornar» para que te portaras bien? ¿Qué te daban? Un dulce o una galleta. O cuando tu mejor amiga cortaba con su novio, ¿qué hacía? ¿Se comía un brócoli o un bote de helado? Mientras que antes era solo un premio o consuelo esporádico, ahora la consumimos a todas horas.

El azúcar nos hace sentir bien porque estimula la segregación de dopamina en el cerebro. Naturalmente, cuando algo nos hace sentir bien queremos más y más. Estamos diseñados de esta manera, ya que en la época de las cavernas, cuando nuestros antepasados encontraban azúcar (gasolina) o grasa (alimentos hipercalóricos), su cerebro les indicaba que comieran más y más porque así sobrevivirían más tiempo. Hoy en día ya no peleamos por sobrevivir, sino todo lo contrario. Lo que nuestro cerebro nos dice que tenemos que comer ahora es lo que nos está matando, ya que está procesado y manufacturado especialmente para que sea adictivo y queramos comprar más y más.

EL SECRETO DE LOS HIDRATOS

Hay tres tipos de hidratos: los complejos, los simples y la fibra. Los hidratos complejos incluyen cereales sin refinar y almidones ricos en fibra, como los tubérculos. Los hidratos simples, que son puro azúcar, le proporcionan al cuerpo energía instantánea e incluyen todos los almidones refinados y el azúcar. La fibra es un hidrato complejo que el cuerpo no puede digerir, por lo que pasa directo hacia los intestinos, y es expulsado cuando vamos al baño. Es lo que le da forma y tamaño a las heces.

Los cereales naturales contienen el salvado, el germen y el endospermo. Cuando se refinan se les quita no solamente la fibra, sino todas las vitaminas, minerales y nutrientes, o sea todo lo bueno que nos ofrecen, y se les deja en un polvo blanco que el cuerpo reconocerá como azúcar puro. Los hidratos refinados incluyen la harina blanca, las pastas blancas, la bollería, el arroz blanco y el azúcar. Este tipo de alimentos te proporcionan energía instantánea, pero al cabo de unas horas te terminan robando la energía y acabarás sintiéndote cansado.

Los maravillosos cereales

Los cereales que yo recomiendo son el mijo, la quinoa, la avena (no instantánea), el amaranto, el arroz integral o salvaje, el maíz y el trigo sarraceno. Aunque nunca hayas oído hablar de ellos, la realidad es que son muy fáciles de encontrar en herbolarios y supermercados ecológicos. Lo único que tienes que hacer es cambiar los cereales que tienes hoy en tu cocina, como la pasta y el arroz blancos, por estas opciones. La mejor manera de prepararlos es poniéndolos en remojo unas 8 horas para desactivar ciertos antinutrientes que cubren los cereales y las legumbres y los vuelven más difíciles de digerir.

Las intolerancias y alergias al gluten pueden desencadenar en:

✓ Celiaquía.
✓ Enfermedades autoinmunes, como artritis reumatoide, hipertiroidismo y debilitamiento del hígado y del sistema digestivo.

Te recomiendo eliminar durante un mes los siguientes alimentos y ver cómo te sientes:

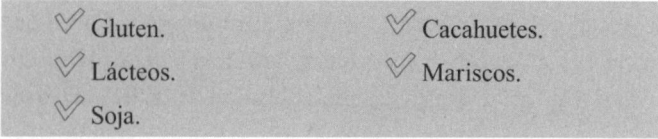

✓ Gluten.   ✓ Cacahuetes.
✓ Lácteos.   ✓ Mariscos.
✓ Soja.

Para alcanzar tu potencial en belleza y salud trata también de prescindir durante un mes de los productos hechos a base de trigo, incluyendo cereales, tartas, galletas, seitán y bollería. Tus mejores opciones son las siguientes:

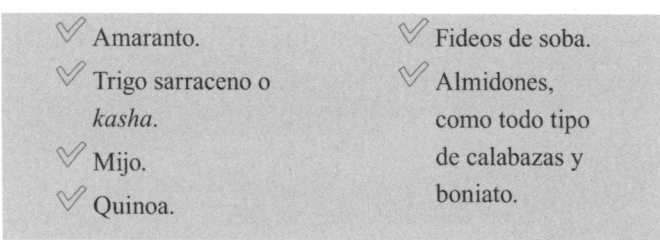

- ✓ Amaranto.
- ✓ Trigo sarraceno o *kasha*.
- ✓ Mijo.
- ✓ Quinoa.
- ✓ Fideos de soba.
- ✓ Almidones, como todo tipo de calabazas y boniato.

Y, en segundo lugar, te puedes decidir por:

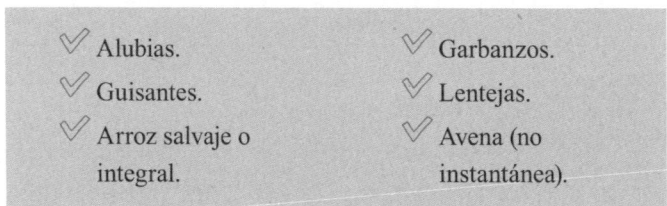

- ✓ Alubias.
- ✓ Guisantes.
- ✓ Arroz salvaje o integral.
- ✓ Garbanzos.
- ✓ Lentejas.
- ✓ Avena (no instantánea).

Has de evitar:

- ✓ Productos sin gluten que estén hechos a base de patata y maíz. Busca aquellos que tengan trigo sarraceno, quinoa o arroz integral.
- ✓ Alimentos procesados y empaquetados.
- ✓ Centeno y espelta.
- ✓ Trigo y sus derivados.
- ✓ Arroz blanco.

Consejo para tu salud

PARA MÁS SALUD, LIMITA EL GLUTEN

Siento mucho decirte que el pan integral hecho de trigo no aporta nada a tu belleza y salud. Aunque es cierto que el trigo es un **cereal** ancestral, el de hoy en día no tiene nada que ver con el que se comía originalmente. Su genética ha sido modificada, lo cual hace que tenga más gluten y sea más difícil de digerir, y además crece en tierras **carentes** de minerales y rociado con grandes cantidades de pesticidas y otros productos químicos tóxicos. El trigo es uno de los alimentos que genera más alergias en la sociedad española junto con lácteos, huevos, cacahuetes y soja. Lo que nos hace alérgicos al trigo es una de sus proteínas: el gluten. El gluten, que también está presente en la espelta y el centeno, causa que tu sistema inmunológico reaccione ante algo que no reconoce, **provocando** inflamación crónica. También creo que otra de las razones por la cual tanta gente es intolerante al gluten es por la sobreexposición. Comemos gluten todo el tiempo, y además está **oculto** en todos los alimentos procesados y empaquetados. Por eso es importante aprender a rotar los alimentos y no comer lo mismo todo el tiempo.

Pan sí, pero con restricciones y de mejor calidad

Creo que una de las cosas más difíciles sobre un programa detox es quitar el trigo y todos sus derivados. Créeme, sé lo difícil que es eliminarlo, pero al mismo tiempo conozco y he visto la extraordinaria mejoría en salud cuando se consigue. Recuerda que, como cualquier cambio, al principio es incómodo, pero después te acostumbrarás. Y sé que tu cuerpo, tu sistema digestivo e inmunológico te estarán siempre agradecidos. Yo sé que el pan es un alimento muy arraigado en ciertas culturas, sobre todo en España, por lo que no quiero eliminarlo por completo. Te propongo que intentes estar 3 semanas sin él, y después trates de volver a lo que originalmente eran panes hechos de cereales integrales, más antiguos y auténticos, como son el *kamut*, centeno y espelta. Prueba, por favor, 3 semanas para que veas cómo te sientes. Seguramente después volverás a comer pan, pero espero que te des cuenta de que hay que limitarlo y mejorar su calidad. Recuerda que el pan de hoy no tiene nada que ver con el que se comió en Europa durante milenios. El gluten de cereal antiguo consta de 14 cromosomas, y en cambio el gluten actual puede tener 30-42 cromosomas adicionales. Según los datos del *World Wheat Facts and Trends*, el 99 por ciento del trigo que consumimos hoy proviene de una variedad híbrida del trigo original, lo que provoca que la estructura de la molécula sea irreconocible para nuestro sistema inmunológico e indigerible para el sistema digestivo. Y no te cuento todo esto porque quiera cambiar la cultura de este país, sino solo para que tomes conciencia. Darwin decía: «No es la especie más fuerte la que sobrevive, ni la más inteligente, sino la que mejor se adapta a los cambios». A lo largo de la historia nuestra especie ha tenido que adaptarse a su entorno, y hoy no es diferente.

EL ENEMIGO PÚBLICO NÚMERO UNO: EL AZÚCAR

El consumo de azúcar se ha incrementado exponencialmente. Mientras que nuestros genes se desarrollaron en un ambiente donde una persona consumía como máximo 2 kg de azúcar al año, el consumo de azúcar se incrementó a 5 kg al año en 1830, ¡y a 70 kg a finales del siglo xx!

El azúcar refinado es prácticamente lo peor que puedes comer, y, por desgracia, está escondido en todas partes y sus tentáculos se esparcen por todos lados. Si empiezas a leer las etiquetas, te darás cuenta de que casi todos los alimentos procesados contienen azúcar. Además de los hidratos simples como la harina blanca, trata de limitar el azúcar refinado, agave, lactosa, azúcar moreno, zumos de fruta a base de concentrados y jarabe de maíz. El azúcar refinado es muy tóxico. Causa fluctuaciones en tu energía y es sumamente adictivo, lo que hará que se te antoje más azúcar y caigas en un círculo en donde no podrás parar de comer estos alimentos, lo que te causará mucha ansiedad.

Hay estudios que demuestran que el azúcar es más adictivo que la cocaína. Cuanto más azúcar tomes, tus papilas gustativas estarán más condicionadas por él. La única manera de romper con este círculo es dejar de comerlo. Pasarás unos días con ansiedad (detox) y después se te dejará de antojar. En el programa de 3 semanas elimino todo tipo de azúcar refinado, y una vez ya pases por el detox, no sucederá nada porque de vez en cuando comas una galleta o un pedazo de tarta. Recuerda, no es lo que haces 1 vez a la semana, sino tus hábitos los que marcarán la diferencia. Tampoco se trata de privarte de nada, lo que yo busco es que tú controles a la tarta, no que la tarta te controle a ti.

Cómo el azúcar destruye tu belleza

El azúcar:

- Produce arrugas. Se adhiere al tejido conectivo de tu cuerpo (el colágeno) y provoca un envejecimiento prematuro. El proceso de glicación (la glucosa se adhiere a las proteínas del cuerpo) afecta a la función celular y acelera el proceso de envejecimiento.
- Engorda mucho.
- Te roba los nutrientes esenciales que construyen tu salud y belleza. Crea una deficiencia de cromo y cobre e interfiere en la absorción de calcio y magnesio.
- Interfiere con el correcto funcionamiento de tus enzimas.
- Contribuye a la fatiga suprarrenal.
- Ayuda al florecimiento de bacterias en tus intestinos, lo que debilita al sistema digestivo.

Consejo para tu belleza

LA RELACIÓN ENTRE EL ACNÉ Y EL AZÚCAR

El doctor Loren Cordain es un investigador nutricional de la Universidad de Colorado. Cuando le informaron de que ciertos grupos de estilo de vida muy diferente al nuestro no tenían acné (causado por la inflamación de la dermis entre otras cosas), quiso averiguar qué estaba pasando. Él pensaba que el acné era en parte normal en la adolescencia, ya que afecta al 80-95 por ciento de los adolescentes occidentales. Así que, acompañado de un dermatólogo, examinaron la piel de 1.200 adolescentes en las islas Kitavan de Nueva Guinea y a 130 indígenas en Paraguay. En estos dos grupos, el problema de acné era inexistente. En su artículo, los investigadores atribuyeron esta magnífica característica de estas poblaciones a su dieta, que se asemeja a la de nuestros ancestros: no consumen azúcar o hidratos refinados,[23] lo que elimina los picos de insulina tan dañinos para la piel y el cuerpo. En Australia sucedió algo parecido, grupos de adolescentes occidentales cambiaron su dieta o eliminaron el azúcar y los hidratos blancos durante 3 meses. En unas semanas, su insulina y la hormona del crecimiento descendieron al mismo tiempo que el acné.[24]

[23] L. Cordain, S. Lindeberg, M. Hurtado *et al.*, «Acne Vulgaris: Disaster of Western Civilization», *Archives of Dermatology*, 138, 12, 2002, pp. 1.584-1.590.

[24] R. Smith, N. Mann, A. Braue *et al.*, «The Effects of a Low Glycemic Load, High Protein Diet on Hormonal Markers of Acne, *Asia Pacific Journal of Clinical Nutrition*, 14 (supp.), 2005.

¿Y la fruta?

La fruta es una de las piezas clave en cuestión de salud y belleza. Es el alimento que más potencia nuestra vida. Fresca y cruda tiene un alto contenido en agua y posee cantidades extraordinarias de vitaminas y minerales. Se digiere rápidamente, no deja residuos tóxicos en el cuerpo y nos proporciona energía. De todos los alimentos, la fruta es la mejor para desintoxicar. Ayuda a disolver residuos tóxicos y limpia tus tejidos. Contiene glucosa y fructosa, lo que sirve de gasolina para nuestro cuerpo.

Nuestro cuerpo está diseñado para comer fruta. Si la comes con alimentos altos en proteínas o grasas, puede que no la digieras bien, lo que traerá como consecuencia fermentación e inflamación. La mejor manera de comer la fruta es con el estómago vacío y sola, sin nada más. Y la manera en la que no se debe comer es acompañada de alimentos que tardan mucho en digerirse, como las proteínas animales.

Cuando construyas tu salud con el tiempo, la fruta contribuirá a tu belleza y te ayudará a perder peso. Se digiere de una manera limpia y rápida, no contiene grasa, es sumamente alcalina, lo que equilibra tu PH y disuelve ácidos y toxinas, de este modo tu cuerpo procesará la grasa de una manera más eficiente.

Consejo para tu salud

Come los plátanos con manchas, ya que son más alcalinos y más dulces.

¿Cuáles son los azúcares que hay que evitar?

- Fructosa pura.
- Malta.
- Maltrodextrina.
- Maltosa.
- Sucralosa.
- Agave.
- Sirope de arroz.
- Jarabe de maíz.
- Dextrosa.
- Azúcar de caña.

Las alternativas saludables al azúcar:

- La stevia cien por cien natural, que puedes encontrar en polvo o en líquido, es la mejor opción para endulzar.
- Azúcar de coco.
- Frutos secos, como el dátil e higos, en pequeña cantidad.
- Miel cruda y ecológica.
- Xilitol (no en exceso, porque puede producir inflamación, gases o diarrea).

Consejo para tu salud

DI NO A LOS EDULCORANTES ARTIFICIALES

En teoría consumir edulcorantes artificiales tiene mucho sentido, ¿no? El azúcar sabe bien pero engorda mucho y es malo para nuestros cuerpos, así que ¿qué mejor remedio que un polvo que tiene 0 calorías y sabe más dulce que el azúcar? Parece que las plegarias de los adictos al azúcar han sido escuchadas. ¡Aleluya! Pues no, como muchos productos demasiado-buenos-para-ser-verdad, los edulcorantes artificiales no son la maravilla que todos pensábamos. Digamos que cambiar el azúcar por los edulcorantes artificiales es saltar de la sartén al fuego. Ya en la palabra «artificial» hay algo que apesta.

Los edulcorantes artificiales, aunque parezca mentira, frenan los esfuerzos para bajar de peso y contribuyen a ganar kilos, ya que engañan al cuerpo pensando que «viene algo dulce», pero no. Algunos estudios demuestran que los dos ingredientes principales del aspartamo, que son el ácido aspártico y la fenilalanina, estimulan la producción de insulina y leptina, hormonas que le dicen a tu cuerpo que retenga y produzca grasa.[25] Otro estudio concluyó que consumir alimentos endulzados con sacarina provoca un aumento de peso y grasa comparado con alimentos endulzados con azúcar.[26]

En varios estudios con ratas efectuados en la Universidad de Duke se ha podido apreciar que consumir alimentos endulzados con aspartamo reducía las bacterias buenas del intestino e incrementaba el peso y la grasa corporal.[27] No resulta sorprendente por ello que las tasas de obesidad hayan aumentado en gran proporción a medida que su utilización se ha popularizado.

Los edulcorantes artificiales contribuyen a crear antojos de azúcar, porque son mucho más dulces que el azúcar mismo. Si estás

[25] W. L. Hall, D. J. Millward, P. J. Rogers y L. M. Morgan, «Physiological Mechanisms Madiating Aspartame-Induced Satiety», *Physiology and Behavior*, 78, 5-5, abril de 2003, pp. 557-562.

[26] *Behavioral Neuroscience*, 122, 1, febrero de 2008, pp. 161-173.

[27] M. B. Abou-Donia, «Splenda Alters Gut Microflora and Increases Intestinal P-Glycoprotein and Cytochrome P-450 in Male Rats», *Journal of Toxicology and Environmental Health*, part A 71, 21, 2008, pp. 1.416-1.429.

atrapado en el círculo del azúcar, prueba a tomar mucho refresco light y verás si deseas tomar más o menos azúcar. Créeme, será más. Por otro lado, son elaborados por medio de procesos químicos que requieren el uso de toxinas que se sabe dañan al cuerpo.

Para recordar

☆ Los hidratos no son tu enemigo, solo hay que saber qué hidratos comer.

☆ Los hidratos complejos deben ser la base de una dieta saludable, que incluye las frutas, las verduras, las legumbres y los cereales integrales.

☆ El gluten y sus derivados han de ser evitados en el programa de desintoxicación. Cuando termines verás cómo te sientes.

☆ La fruta es el alimento básico de la belleza y la salud.

☆ Las verduras verdes son el alimento básico para la desintoxicación.

☆ Los edulcorantes artificiales deben ser eliminados de tu dieta.

☆ La miel cruda o stevia cien por cien son una buena alternativa para endulzar. Cambia tus papilas gustativas.

☆ El azúcar es letal para la belleza y para tu figura.

☆ El mijo, arroz integral o salvaje, boniato, calabaza, avena, quinoa, trigo sarraceno... son la mejor forma de comer hidratos.

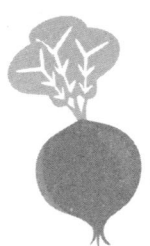
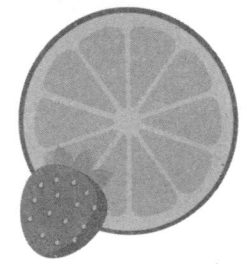
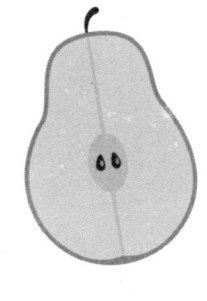

LOS TABIQUES QUE CONSTRUYEN TU CUERPO Y TU BELLEZA

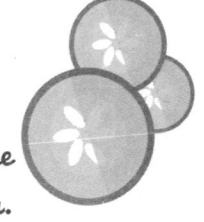

Nada beneficiará la salud humana ni incrementará nuestra oportunidad de sobrevivir a la vida en la Tierra más que la evolución hacia una dieta vegetariana.

ALBERT EINSTEIN

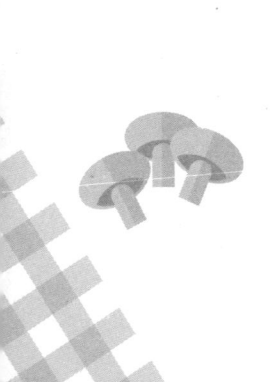
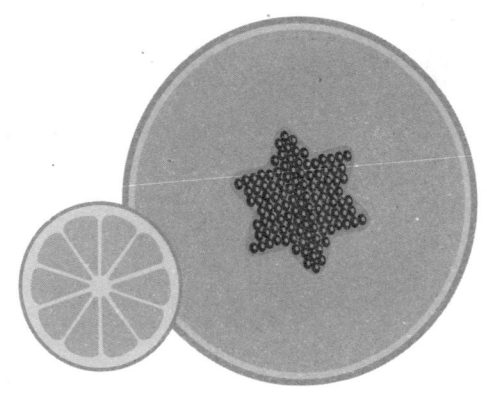

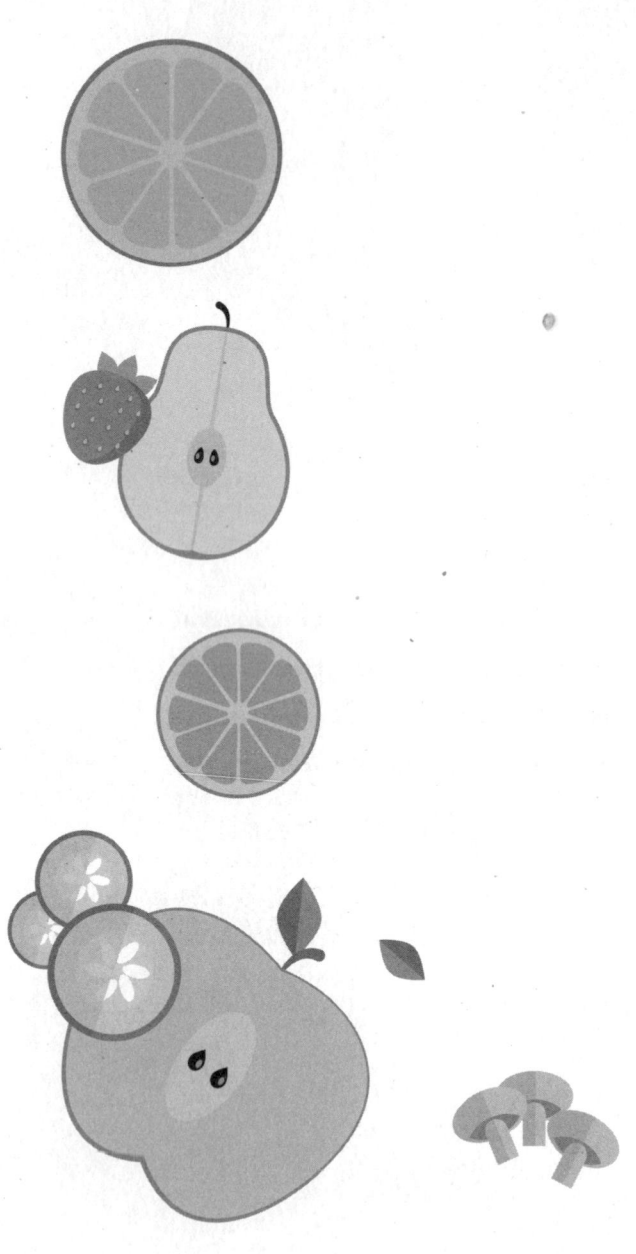

La proteína es un macronutriente esencial para el funcionamiento del cuerpo humano. Antes de que la proteína pueda ser utilizada para formar músculo y tejido, el cuerpo necesita digerirla y transformarla en aminoácidos. Hay 23 tipos diferentes de aminoácidos, el cuerpo construye por sí mismo 14 y 8 (9 en los niños) deben venir de la dieta. Cuando un alimento contiene estos 8 aminoácidos es llamado una proteína completa: triptófano, valina, leucina, lisina, fenilalanina, metionina, histidina (en los niños), isoleucina y treonina.

Los 8 aminoácidos esenciales se encuentran en abundancia en las frutas, verduras, semillas, nueces, legumbres, animales, lácteos y cereales. Al consumir alimentos variados que nos proporciona la naturaleza tendrás todos los aminoácidos que tu cuerpo necesita. Son necesarios para reparar y construir. Las enzimas y los anticuerpos son proteínas especializadas. Si no ingerimos suficiente proteína, no tendremos una piel sana ni un cabello y uñas fuertes. Los aminoácidos de azufrados (metionina y cisteína) son particularmente importantes para la piel, ya que el azufre tiene un rol principal en la salud de la piel y el cabello. En ningún momento voy a negar que la proteína es importante; sin embargo, hoy día la consumimos en exceso, lo que acidifica el cuerpo y daña los riñones, y además la conseguimos de fuentes no muy limpias. Ninguno de nosotros necesita proteína animal

2-3 veces al día. La proteína animal es muy pesada. Es preciso, sobre todo en este capítulo, que mantengas tu mente abierta y utilices tu sentido común.

Cuánta proteína necesitamos

Institutos médicos e internacionales como la Organización Mundial de la Salud recomiendan consumir 0,8 g por kilo, así que si, digamos, pesas 60 kg (60 x 0,8) serían 48 g diarios. Pues bien, el español consume por término medio unos 120 g de proteína todos los días. ¡Esto es un exceso! Y trae como resultado diferentes problemas de salud, como:

☆ Acidificación del cuerpo.

☆ Sobrecarga renal.

☆ Taponamiento de las membranas celulares.

☆ Problemas de estreñimiento.

☆ Problemas cardiovasculares.

☆ Afecta a la belleza y la juventud, ya que roba tu energía, utiliza tus enzimas y nutrientes para digerir y obstruye tus intestinos.

Un estudio con ratas realizado por el doctor Campbell demostró que la ingesta de menos de un 10 por ciento de proteínas diarias por parte de las ratas no hacía que progresaran los tumores, y cuando superaban el 12 por ciento, los tumores comenzaban a desarrollarse.[28] De hecho, la Organización Mundial de la Salud recomienda que solo un 10 por ciento de nuestra dieta sea

[28] B. Appleton y T. Campbell, «Inhibition of Aflatoxin Initiated Preneoplastic Liver Lessons by Low Dietary Protein», *Nutr Cancer*, 3, 1982, pp. 200-206.

proteína. En su estudio, Campbell alimentaba a las ratas con caseína (la proteína de los lácteos), la que sabemos es la más peligrosa. Sin embargo, no existe correlación entre la proteína vegetal y el cáncer o ningún tipo de enfermedades.

Contenido de proteína en los alimentos (por 100 g):

☆ Espirulina cruda: 46

☆ Soja: 34,7

☆ Judía Alubia pinta: 23,6

☆ Lenteja: 23,2

☆ Chía: 23

☆ Cacahuete: 22

☆ Quinoa: 22

☆ Atún: 21,5

☆ Garbanzo: 20,8

☆ Pavo: 20

☆ Solomillo de buey: 18

☆ Gamba: 18

☆ Almendra: 18

☆ Lenguado: 17,5

☆ Queso de Burgos: 14

☆ Huevo: 12,7

☆ Cacao puro: 12,7

☆ Arroz: 12,6

☆ Avena: 12,6

☆ Centeno: 12,6

☆ Conejo: 10

☆ Setas: 5

☆ Espárragos: 4

☆ Yogur natural: 4

☆ Leche entera: 3,1

☆ Espinacas: 3

LA VERDAD SOBRE LA CARNE ROJA Y LOS EMBUTIDOS

Seguro que piensas: «¿La carne un problema? ¡Cómo se atreve la Organización Mundial de la Salud a decir semejante cosa! Si la carne está cargada de hierro, proteínas, vitaminas y minerales, es lo que nos mantiene fuertes, sanos y sin enfermarnos… ¿Y qué comemos en las barbacoas? ¿Cómo vivo sin carne? Y por Dios, ¿qué haríamos sin el salchichón y el chorizo?».

La verdad es que si eliminas la carne y los embutidos, probablemente estarás mucho más sano, tendrás más energía, y aun así podrás disfrutar de ella en ocasiones especiales. Quiero ser muy clara en esta cuestión: no tienes que eliminar la carne al cien por cien para alcanzar la salud ideal. Si la carne es de buena calidad (ecológica), podrás comerla de vez en cuando sin ningún problema, pero primero hay un par de cosas que quisiera decirte, y, como siempre, pido una mente abierta ante el tema. Mucha gente tiene creencias muy arraigadas sobre la carne roja, pero necesito que pienses por ti mismo. ¿Has visto el tamaño de un elefante? ¿Dirías que es un animal fuerte? Para ser exactos, es de los animales más fuertes del planeta. ¿Sabes qué cantidad de proteína animal come este majestuoso animal? Nada. Cero. Al igual que los primates, como ya mencioné antes, solo comen carne roja en una emergencia y son 3 veces más pesados y 30 veces más fuertes que el ser humano. ¿Y sabes de qué se alimentan? De fruta. Y siguiente punto, ¿acaso has visto alguna vez a un grupo de chimpancés haciendo una barbacoa con un chuletón? ¡No! Porque si tienen que comer carne será cruda (ya que las enzimas están intactas, lo que ayuda a la digestión y asimilación). Pero para la mayoría de nosotros la idea de comer carne cruda resulta desagradable, tenemos que cocinarla para hacerla comestible a nuestros ojos. La mayoría de la carne que comemos no es fresca, es un cadáver en vías de descomposición que lleva tiempo colgado en algún lugar. Cuando nos dicen que hay que cocinar la carne para matar bacterias tienen toda la razón, pero a la vez también matamos las enzimas y los nutrientes (recuerda que cocinando cualquier cosa a más de 48 grados eliminas sus nutrientes). No puedes destruir unos sin destruir los otros. ¿Estoy sugiriendo que comas carne cruda? ¡No! Lo que quiero decir es que, para que nos guste, tenemos que cocinarla.

En cuanto a la digestión, la carne roja puede ser un problema. Es un alimento muy difícil de digerir. Requiere mucha energía y utiliza muchos de nuestros recursos (¿recuerdas la importancia de la energía?). Puede ser tan difícil de digerir para un sistema digestivo ya abatido por nuestra dieta que a veces ni siquiera la podemos eliminar correctamente. Se llegó a decir que cuando el actor John Wayne murió de cáncer de colon por excesivo consumo de carne roja, tenía 6,3 kg de carne podrida en su colon. No sé si se trata de una leyenda urbana, pero sí conozco casos de personas que han muerto de cáncer de colon y en sus autopsias encuentran restos podridos de carne. Se dice que un consumidor habitual de carne, cuando tenga cincuenta años, tendrá entre 1 y 7 kg de restos atrapados en su colon.

Por lo que respecta a los embutidos, imagínate que llegas a la carnicería y el carnicero te dice: «Buenos días, ¿le gustarían los desechos del cerdo, incluyendo la cabeza, que han sido molidos con agua, químicos, potenciadores de sabor y colorantes y envueltos en los intestinos?». Sin embargo, lo que te pregunta es: «¿Quiere unas salchichas?». Yo no entiendo cómo alguien se quiere comer los restos de los animales que no consumirías presentados de ninguna otra forma. Tan pronto se mata a un animal, su carne comienza a pudrirse y, al cabo de unos días, se torna de un color gris. La industria tiene que disfrazar esto agregando colorantes para darle a la carne un color rojo brillante y conservantes como nitratos y nitritos. Si no fuera por ese aditivo, te aseguro que no comprarías ese producto. Los nitritos y nitratos son potentes agentes cancerígenos.[29]

En realidad, no sería tan grave si estuviéramos consumiendo carnes ecológicas esporádicamente, pero lo que estamos comiendo hoy es un tipo de «comida misteriosa», porque no sabemos qué contiene, y que incluye a hamburguesas, nuggets, embutidos, salchichas, perritos calientes… Muchas veces ni siquiera es carne, sino una mezcla de alimentos sintéticos cargados de productos químicos y conservantes.

Como conclusión, ¿podemos comer carne? Sí. ¿La necesitamos para vivir? No. ¿Estaremos mejor sin ella? ¡Sí! ¿La puedo comer de vez en cuando? Sí. ¿Recuerdas la historia de Carlos V, cuya dieta era fundamentalmente a base de carne? Pues murió deformado por la conocida enfermedad de los reyes: la gota.

LA PROTEÍNA VEGETAL ES MÁS SANA

Lo primero que le preguntan a un vegetariano es, ¿de dónde sacas tu proteína? Esto nos hace ver la confusión y los malentendidos que planean sobre el tema de las proteínas. La mayoría de las personas piensan que la proteína solamente procede de los animales y los lácteos, y siempre nos han hecho creer que si no comemos carne tendremos una deficiencia de ella. También nos han ense-

[29] C. S. Bruning-Fann y J. B. Kaneene, «The Effects of Nitrate, Nitrite and N-Nitroso Compounds on Human Health: a Review», *Vet Hum Toxicol*, 35 (6), diciembre de 1993, pp. 521-539.

ñado a pensar que si comemos solamente proteína (como en todas las dietas hiperproteicas), seremos delgados y saludables. La American Dietetic Association afirma que las proteínas vegetales nos aportan las cantidades de aminoácidos esenciales y no esenciales que el ser humano necesita.[30] Es más, no hay aminoácido en la carne que el animal no haya obtenido de las plantas que el ser humano no pueda conseguir también.

Es cierto que no todas las proteínas vegetales contienen los 8 aminoácidos esenciales en cantidades ideales, pero eso no significa que tengamos que combinar proteínas o preocuparnos de no tenerlos en todas las comidas. Si llevas una alimentación variada, a lo largo del día obtendrás todos los aminoácidos que necesitas.[31] Si observamos las culturas tradicionales, todas han combinado cereales y legumbres para hacer las proteínas completas: las latinoamericanas arroz y frijoles, la mediterránea potajes de verduras y legumbres acompañados con un poco de arroz, los japoneses soja y arroz, en la India lentejas y arroz. Todas estas combinaciones nos proporcionan toda la proteína que necesitamos. Y como ya te expliqué, con que comas una dieta variada obtendrás todos los aminoácidos del reino vegetal.

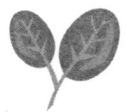 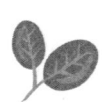 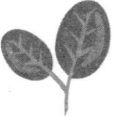

[30] V. R. Young y P. L. Pellet, «Plant Proteins in Relation to Human Protein and Amino-acid Nutrition», *Am J Clin Nutr*, 59 (5 suppl), mayo de 1994, pp. 1.203S-1.212S

[31] W. J. Craig y A. Reed Manggels, «Position of the American Dietetic Association: Vegetarians Diets», *Journal of the American Dietetic Association*, 109, 7, 2009, pp. 1.267-1.268.

LOS PROBLEMAS CON LAS DIETAS HIPERPROTEICAS

Un estudio publicado en 2002 investigó a 51 personas con problemas de sobrepeso poniéndoles una dieta alta en proteínas. Después de 6 meses, habían bajado 9 kg por término medio. ¿Suena bien, no? Los participantes estaban consumiendo unas 1.450 calorías por día, un 35 por ciento menos de lo que consume una persona generalmente. En cualquier dieta, si restringes las calorías un 35 por ciento vas a perder peso. En el mismo estudio, se observó que el 68 por ciento de los participantes tenían estreñimiento, el 51 por ciento mal aliento, y al 10 por ciento se les cayó el pelo. Y para concluir, el 53 por ciento incrementó el calcio que excretaba en orina, algo problemático para la salud y densidad de los huesos. Estas dietas, a la larga, intoxican tu cuerpo y puedes sufrir ataques de gota, insuficiencia renal,[32] cálculos renales, osteoporosis y están asociadas con el riesgo de padecer cáncer.[33]

Está comprobado que, a largo plazo, esta clase de dietas contribuyen a todo tipo de problemas de salud, y, además, la mayoría de la gente vuelve a recuperar el peso perdido. Una dieta exitosa y eficaz debe potenciar la longevidad y el bienestar a largo plazo, debe hacerte sentir bien, con más energía y favorecer tu salud y tu belleza. Créeme, una dieta alta en proteína animal y baja en hidratos hará todo lo contrario. La digestión de la proteína animal deja un residuo ácido en el cuerpo e incluye desechos tóxicos como el ácido úrico, purinas y restos de amoniaco. Y que no se nos olvide que la putrefacción de la carne animal genera sobrepoblación de bacterias malas en el colon.

Las reglas para comer proteína animal:

✓ Compra orgánico, sin hormonas y preferiblemente de zonas locales.

✓ Debe comerse como máximo 1 vez al día, y a la hora de la cena. El objetivo a largo plazo debería de ser consumirla 3-4 veces por semana.

✓ Los animales del mar son mejores que los de la tierra.

✓ La proteína animal debe consumirse con verduras. Nunca con hidratos; ya que su digestión será más pesada. Lo ideal es cenar proteína con una ensalada grande.

---

[32] J. T. Dwyer *et al.*, «Diet, Indicators of Kidney Disease and Later Montality among Older persons in the Nhanes», *I. Am J Public Health*, 84, 1994, pp. 1.299-1.303.

[33] J. Kim, S. Park y B. H. Nam, «The Risk of Colorectal Cancer Associated with the Frequency of Meat Consumption in a Population based Cohort in Korea», *Asian Pac J Cancer Prev*, 12 (9), 2011, pp. 4.395-4.399.

EL CONSUMO DE CARNE ES PERJUDICIAL PARA EL PLANETA

Solo cuando el último árbol esté muerto, el último río envenenado y el último pez atrapado, te darás cuenta de que no puedes comer dinero.

PROVERBIO INDIO

La cría del ganado mundial para nuestro consumo se bebe el 8 por ciento del agua de nuestro planeta. Se necesitan 50.000 litros de agua para producir un 1 kg de carne. 100 veces más agua para producir 1 kilo de proteína de carne que 1 kg de proteína vegetal. Recuerda que el agua es nuestro recurso más preciado, y nuestro futuro depende de ella. Es el nuevo petróleo, y muchas de las guerras que se disputan hoy, sobre todo en Oriente Medio, y las que se producirán en el futuro, serán por este valioso recurso.

A los animales se les alimenta con cereales para que engorden más rápido (de la mano de hormonas), de hecho el ganado en Estados Unidos consume 7 veces más grano que la población americana. El 80 por ciento de los cereales del mayor productor del mundo, que es Estados Unidos, está destinado al ganado y a la producción pesquera. Con esos cereales podríamos alimentar a los nueve mil niños que se mueren de hambre todos los días. La tierra produce alimento para todos, pero no lo suficiente para satisfacer la avaricia y el egocentrismo de unos pocos.

Otro dato alarmante es que la alimentación forzada a base de cereales aumenta la fermentación y la producción de gases intestinales que, según Naciones Unidas, producen un 18 por ciento (otro estudio lo eleva a un 51 por ciento[34]) de las emisiones mundiales de gases de efecto invernadero, 9 por ciento del dióxido de carbono, 65 por ciento del oxido nitroso y el 35 por ciento de metano, que tienen 296 veces y 23 veces el potencial de calentamiento global que el CO2. ¿Sabes lo que aporta la industria del transporte? Un 13 por ciento, por lo que la crianza de ganadería para nuestro consumo es la fuerza más destructiva del planeta. Y aquí estamos todos tratando de reciclar, de usar menos el coche y de ir en bicicleta, cuando el mayor impacto se conseguiría si dejáramos de comer tanto animal. Y eso sin mencionar que el 70 por ciento del Amazonas ha sido destruido y reconvertido en tierras para el ganado. El pulmón y las arterias de la Tierra se están destruyendo para que tú y yo podamos comer más carne. ¿No te parece esto un egoísmo brutal? ¿Qué pasará ahora que India y China quieren adoptar nuestra dieta occidental? Necesitaremos por lo menos dos planetas para mantenerlo. Pero solo tenemos uno. Y está enfermo. Estamos frente a la tormenta perfecta, y si algún país le hiciera esto a la Tierra, ya le abríamos declarado la guerra. Pero no es un país, es una industria. La buena noticia es que no tenemos que bombardearlo, podemos simplemente dejar de comprar.

[34] R. Goodland y J. Anhang, «Livestock and Climate Change: What if the Key Actors in Climate Change were Pigs, Chickens and Cows?», *WorldWatch Institute*, 2009, pp. 10-19.

PENSANDO MÁS ALLÁ DE NOSOTROS MISMOS

La grandeza de una nación y su progreso moral pueden ser juzgados por la forma en que son tratados sus animales.

MAHATMA GANDHI

La realidad es que la industria ganadera es muy cruel y ha tenido que adaptarse a la demanda creciente por parte del consumidor de proteína animal. Ya que somos muchos y todos queremos comer animales 3 veces al día, la manera más fácil de llegar al objetivo es dándole un trato poco ético y respetuoso a los animales, manteniéndolos encerrados, sin que puedan mover sus patas, sin ver la luz del sol. Se les da de comer basura y hormonas de crecimiento para que crezcan más rápido. Y cuando, por ser sometidos a tal maltrato, enferman, ¿qué hacemos? Darles antibióticos. Creo que hay que fomentar un poco la empatía con los demás habitantes de este planeta, porque, al final, cuando sufrimos, todos somos iguales. En su capacidad para sufrir, un perro es un cerdo, un cerdo es un oso y un oso es un niño.

Somos 7 mil millones de personas en el planeta, y sin embargo matamos a 9 mil millones de seres sintientes cada año. 10.000 especies enteras son eliminadas cada año por culpa de una sola. Víctor Hugo decía que no hay nada más poderoso que una idea a la que le ha llegado su tiempo. El mundo está cambiando, y los derechos de los animales son ahora el mayor problema de justicia social desde la abolición de la esclavitud.

La respuesta es el «tenedor suizo» del futuro: resuelve nuestros problemas medioambientales, ayuda a tu salud y termina con la crueldad. Esta industria terminará cuando nosotros nos quedemos sin excusas y podamos ver más allá de lo que sabe bien en nuestra boca durante cinco segundos. El mapa de la paz se dibuja en un menú. La paz no es la ausencia de la guerra, es la presencia de la justicia. La justicia debe ser ciega a la raza, la religión, el color o especie. El cambio no vendrá de arriba, sino de cada uno de nosotros, de tomar conciencia de que este planeta y la vida no giran alrededor de nosotros. Y creo que no necesitamos a Galileo para que nos diga que no somos el centro del universo.

LA PROTEÍNA VEGETAL

Las proteínas vegetales pueden darte todos los aminoácidos indispensables para cubrir tus necesidades proteicas, especialmente si consumes una variedad de vegetales verdes, semillas, legumbres, alubias, cereales y frutos secos. Muchas proteínas vegetales son proteínas completas, eso quiere decir que te proporcionan todos los aminoácidos, como la quinoa, el trigo sarraceno y las semillas de cáñamo. Otras son proteínas incompletas, pero mientras consumas una variedad a lo largo de unos días tendrás todo lo que necesitas.

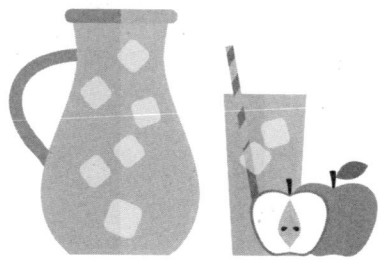

La proteína vegetal tiene las siguientes propiedades:

- ✓ Es mejor para tu salud.
- ✓ Contiene mucha fibra, lo que te ayudará a combatir el estreñimiento y a reducir el colesterol LDL.
- ✓ Contiene todo tipo de minerales necesarios para la salud óptima.
- ✓ Es más barata.
- ✓ Es mejor para el medio ambiente, ya que su producción no contamina.
- ✓ Es mejor para los animales.

Para que las proteínas puedan cumplir sus funciones y puedan ser asimiladas de una manera eficiente deben estar acompañadas de fibra, agua y potasio. Estas tres condiciones se cumplen bien en la proteína vegetal; sin embargo, la proteína animal carece de fibra, tiene un exceso de sodio y un déficit de agua. Cuando comemos proteínas vegetales, las cadenas de aminoácidos son muy cortas, así que nuestro aparato digestivo las procesa y las asimila muy bien, por eso las comidas vegetarianas no resultan pesadas. Mientras que nuestro compañero de lectura, el chuletón, sí.

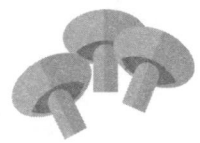

Superalimento: semillas de cáñamo y quinoa

Las semillas de cáñamo son una fuente completa de proteína. El cáñamo es de las únicas semillas que contienen grandes cantidades de omega 3 y omega 6, en una proporción perfecta. Al igual que la espirulina, las semillas de cáñamo contienen el superácido graso esencial antiinflamatorio Ácido Gamma Linoleico (GLA), lo que inhibe la formación del tipo equivocado de prostaglandinas (componentes inflamatorios) y equilibra las hormonas. Contiene más de 20 minerales. Es considerado uno de los alimentos más nutritivos del planeta. En su contenido nutricional es 35 por ciento proteína, 47 por ciento grasa y 12 por ciento hidrato.

Ningún otro alimento contiene todos los aminoácidos en una forma tan fácil de digerir y asimilar y la ratio perfecta de ácidos grasos para el ser humano. Por si fuera poco, contiene lecitina, que es el principal componente de las membranas celulares y es alta en clorofila.

¿Cómo utilizarlas? En batidos, en ensaladas o el aceite como aliño. La quinoa y las semillas de cáñamo son proteínas completas, que dejan residuo alcalino en el cuerpo, y son superalimentos que contienen grandes cantidades de nutrientes. El cáñamo es una de las semillas con más minerales del planeta y contiene cantidades importantes de vitamina E. Y la quinoa es una proteína ideal, destaca su contenido en potasio, magnesio, calcio, fósforo, hierro y zinc entre los minerales, mientras que también ofrece vitaminas del complejo B en cantidades apreciables y vitamina E con función antioxidante. De hecho, la NASA se la da a los astronautas por su gran valor nutricional.

Fuentes veganas de proteína:

- ✓ Cereales.
- ✓ Legumbres.
- ✓ Soja: las habas de soja son muy difíciles de digerir, y los estudios son confusos en cuanto a sus beneficios o problemas. Su consumo más tradicional es como edamame, tofu y en sus formas fermentadas, como tempeh, miso y tamari. Actualmente tenemos acceso a productos elaborados y altamente procesados a base de soja (como la leche de soja, los helados de soja o las carnes de soja). El consumo desmesurado de este ingrediente está provocando hipersensibilidad y aparición de nuevas alergias entre la población. Además, el cultivo de la soja es uno de los más transgénicos del planeta, por lo que debemos optar siempre por su versión ecológica.
- ✓ Frutos secos.
- ✓ Semillas.
- ✓ Verduras de hojas verdes.
- ✓ Algas: chlorella y espirulina. La chlorella es 65 por ciento proteína. Estas algas son proteínas completas y además contienen mucha clorofila, que ayudará a limpiar tu cuerpo.

LOS LÁCTEOS

Si no es de tu madre, no es tu leche. PUNTO

Ahora más que nunca te pido que tengas una mente abierta y tratees de pensar por ti mismo, sin basarte en lo que te han dicho toda tu vida. Los lácteos son un tema controvertido, pero, en mi opinión, todos tenemos que ir pensando en eliminar los lácteos de nuestra dieta, o por lo menos tomarlos de vez en cuando.

Seguro que te estarás preguntando cómo puedo hacer semejante afirmación si siempre has oído decir que los lácteos forman parte de una dieta sana. ¿Sabes por qué? Porque la industria de los lácteos es gigantesca, y como millones de personas consumen lácteos todos los días hay mucho dinero involucrado y muchas campañas para asegurarse de que esto siga sucediendo. Pues bien, creo que es tiempo de que nos dejemos de influenciar por intereses políticos y económicos y usemos nuestra propia cabeza para pensar.

El mundo está cambiando y universidades de gran prestigio como Harvard y Cornell ya han retirado los lácteos de su plato. En 2011, la primera los quitó de la nueva versión de su plato saludable, explicando que los lácteos deben de limitarse a 1-2 raciones diarias como máximo; y si es menos, mejor. Harvard explica que la pirámide de la alimentación recomienda lácteos con cada comida aun sabiendo que no hay pruebas que demuestren que un alto consumo de lácteos protege contra la osteoporosis y haya una cantidad considerable de pruebas que evidencian que su alto consumo es dañino para la salud.[35]

[35] *http://www.hsph.harvard.edu/nutritionsource/what-should-you-eat/calcium-and-milk/* y *http://www.hsph.harvard.edu/nutritionsource/healthy-eating-plate-vs-usda-my-plate/.*

Si no te convencen estos estudios, quiero apelar a tu sentido común y preguntarte: ¿alguna vez has visto los dientes de los gorilas? ¿Sabes cuánta leche toman? ¡NADA! Los gorilas, como muchos otros mamíferos, tienen huesos grandes y fuertes, y la osteoporosis en ellos es prácticamente desconocida. ¿Tú qué crees qué es más sabia, la naturaleza o el ser humano? Espero que hayas contestando que la naturaleza, porque de entrada no sabemos al cien por cien cómo funciona el cerebro y cuál es nuestro lugar en el universo. ¿Sabías que somos el único mamífero que toma leche después de la época de la lactancia? Es más, ni siquiera las propias vacas se la toman, su leche está destinada a los terneros, no a los humanos.

Sí, la leche de la vaca está hecha especialmente para sus crías, y no me importa cuántos expertos me digan lo contrario. Está diseñada para un mamífero con 4 estómagos que pesa 90 kg cuando nace y tiene que llegar a pesar 900 kg. ¿Sabes cómo lo hace de entrada? Con la leche de su madre, que está cargada de grasa, proteínas y muchas hormonas de crecimiento. Si quieres ponerte como una vaca, lo único que tienes que hacer es tomar su leche. Y por si fuera poco, recuerda que nuestras vacas no están pastando en las montañas, la industria de los lácteos es una de las más crueles que existen. Tienen a las vacas encerradas, les inyectan hormonas para que produzcan más leche, les dan de comer basura por lo que las vacas se enferman, ¿y qué se hace entonces? Les dan antibióticos. Si eres mujer te pregunto, ¿has estado embarazada? ¿Y en época de lactancia? ¿Recuerdas que el médico te dijo que mucho cuidado con lo que comieras porque todo pasa por la leche a tu bebé? Pues nosotros somos como los bebés de las vacas, y todo lo que ellas ingieren o se les inyecta, nos lo trasmitirán a nosotros.

La poderosa industria de los lácteos se las ha arreglado para convencernos de que si no los tomamos ponemos nuestra salud y huesos en riesgo, pero usa tu sentido común, realmente los occidentales somos los únicos que consumimos lácteos. Las dietas tradicionales latinoamericanas, africanas, china, japonesa, tailandesa... ¡no los incluyen! De hecho, los lácteos son algo relativamente nuevo en España, y hoy sabemos cómo eran los huesos de los hombres de las cavernas, ¡y sus huesos eran fuertes, sin osteoporosis! Los huesos de todos los mamíferos, de los hombres de las cavernas, de las culturas tradicionales mesoamericanas y de muchos otros que he visto, no tienen osteoporosis. Tienen artritis, pero esa es otra historia. Los países que más proteínas lácteas consumen son los que más osteoporosis tienen.[36] Al parecer, los estudios nos dicen que a menos leche consumida, menores las tasas de osteoporosis.[37]

Si tú vas por la carretera y ves a un señor agachado bebiendo leche directamente de la vaca, no piensas: «Qué buena pinta, ¡voy detrás de él!». ¡Noooo! Dices: «¡Qué asco!». Pues sí, claro, qué asco, pero eso es lo que hacemos todos los días tomando leche. ¿Alguna vez has visto a un gorila tomando la leche de una leona? ¿Y a un tigre tomando leche de elefanta? ¡¡¡No!!! Es totalmente antinatural para cualquier mamífero tomar leche después de la lactancia, y peor aún la leche de otro mamífero. Después de los tres años, más del 70 por ciento de las personas dejan de producir las enzimas para procesar la lactosa, y creo que este es un

[36] Fujita y M. Fukase, «Comparison of osteoporosis and calcium intake between japan and the United States», *Proc Soc Exp Biol Med*, 200 (2), 1992, pp. 149-152.

[37] A. V. Schwartz *et al.*, «International Variation in the Incidence of Hip Fracture: Crossnational Proyect on Osteoporosis for the World Health Organization Program for Research on Ageing, *Osteoporosis Int,* 9 (3), 1999, pp. 242-253.

indicador de que después de la lactancia, al igual que la ternera, ya no tenemos por qué consumir la leche de la vaca.

¿Y el yogur? Cuando estoy dando charlas siempre hay alguien que levanta la mano y me pregunta sobre el yogur. Y mi respuesta es siempre la misma: ¿de dónde viene el yogur? De la vaca, y no es un alimento saludable en exceso. Contiene caseína, está pasteurizado y genera mucosa. Los probióticos (hablaremos de ellos más adelante) se consiguen de yogures vegetales, ensaladas y suplementos.

En el programa de detox no utilizaremos lácteos, pero si en un futuro quieres consumirlos que sean de oveja y de cabra, ya que su leche tiene una composición más similar a la nuestra. Y sobre todo si los encuentras ecológicos mejor, ya que estarás evitando inflarte de hormonas extra. Recuerda, no es que NUNCA puedas consumir un lácteo, es mejor consumir menos, de mejor calidad y de vez en cuando si se te antoja la *pizza* a los 4 quesos no pasa nada.

Caseína: la proteína peligrosa de los lácteos

Nuestra falta de lactasa (enzima que nos ayuda a procesar la lactosa), ya que no estamos en época de lactancia, hace que no podamos digerir los lácteos, lo que genera fermentación en los intestinos e inflamación. Pero nuestro principal enemigo es la caseína (la proteína de los lácteos), ya que es una excito-toxina en el cerebro. Las excito-toxinas (los edulcorantes artificiales también lo son), si no se tratan, provocan inflamación y problemas neuro-degenerativos.

La caseína forma el 87 por ciento de la proteína de la leche. Hay un poco de caseína en la leche del ser humano, pero en la de vaca hay un 300 por ciento más. La caseína ayuda a la ternera a desarrollar huesos enormes. Sin las enzimas necesarias para procesar la leche (como la lactasa), al cuerpo le resulta imposible digerirla. Cuando la caseína llega al estómago del ser humano, produce casomorfinas, que son fragmentos de la proteína que tienen un efecto que les hace actuar prácticamente como opiáceos para el cerebro, o sea causan un efecto eufórico, muy problemático, porque nos hace querer más.

Los lácteos están asociados con:

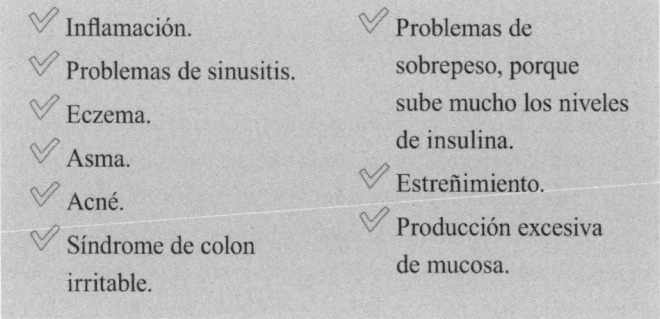

- Inflamación.
- Problemas de sinusitis.
- Eczema.
- Asma.
- Acné.
- Síndrome de colon irritable.
- Problemas de sobrepeso, porque sube mucho los niveles de insulina.
- Estreñimiento.
- Producción excesiva de mucosa.

Hay miles y miles de estudios que demuestran los efectos nocivos de los lácteos en nuestra salud. Podría escribir un libro entero solo de eso. Pero en el más importante que puedo compartir contigo, *El estudio de China*, el doctor Campbell, de la Universidad de Cornell, ha demostrado que de todas las proteínas animales, la caseína es la que más propicia el cáncer.

Así que los que dicen que los lácteos son el alimento perfecto, tienen razón, sí... ¡Pero solo si eres una ternera! ¿Por qué los lácteos generan tantos problemas de salud e intolerancias? Es muy sencillo, simplemente no estamos diseñados para tomarlos porque no estamos en época de lactancia.

Calcio y osteoporosis

La principal función del calcio es ayudar a neutralizar la acidez en el cuerpo. Esto quiere decir que cada vez que pones algo ácido en tu cuerpo, este utiliza calcio para contrarrestar, y si necesita usar mucho como consecuencia de una dieta alta en alimentos ácidos, el cuerpo tiene que robar calcio de sus depósitos, o sea, de los huesos. Si el remedio típico para prevenir la osteoporosis fuera verdad, esta enfermedad no existiría, porque nuestra ingesta de lácteos se ha incrementado exponencialmente en los últimos treinta años, y adivina qué, ¡la osteoporosis también!

¿Sabes cuáles son los pueblos que más lácteos consumen? Los escandinavos, los ingleses, los americanos y los canadienses. ¿Sabes cuáles son los que más osteoporosis tienen? ¡¡¡Esos mismos!!! ¿Y sabes quiénes son los que menos? Los bantúes africanos, y no consumen más que 350 mg de calcio. Entonces, solamente usando mi sentido común, le digo a todos estos «expertos» que recomiendan 3 raciones de lácteos todos los días, que si los lácteos nos protegieran contra la osteoporosis, los nórdicos no la tendrían, ¿no? Y todos los demás sí... Sentido común.

Ahora te preguntarás, ¿qué está pasando? La realidad es que la salud de los huesos es un tema un poco más complejo que la visión simplista de «toma 3 raciones de lácteos y ya está». Estas 3 semanas no consumirás lácteos y después, si de vez en cuando quieres comer algo, que sea queso de cabra o de oveja fresco.

Receta para huesos fuertes:

- Vitamina D.
- Ejercicio.
- Verduras verdes.
- Proteínas vegetales saludables que dejen residuos alcalinos el cuerpo.
- Dieta saludable con todo tipo de vitaminas y minerales.
- Fuentes vegetales de calcio: almendras, dátiles, verduras verdes, coliflor, kale (col rizada verde), naranjas, algas, pepino, nopales, brócoli, higos, semillas de sésamo y tahini, semillas de girasol, cacao, chía.

Consejo para tu salud
Leche vegetal

En la parte de recetas te explico cómo hacer tu propia leche vegetal. Tiene un sabor delicioso, es mejor para ti, para tu familia y para el medioambiente. Si no la quieres hacer tú, puedes comprar leche sin azúcar de almendra, avena, quinoa, avellana, coco o cáñamo.

La de arroz es la que menos recomiendo, ya que tiene un índice glicémico más alto y pocos nutrientes.

Para recordar

☆ Consume más proteína vegetal y menos animal.

☆ No necesitas ser cien por cien vegano para llevar una dieta saludable, pero la mayor parte de tu dieta tiene que proceder del reino vegetal. Un poco de huevo y de pescado pueden formar parte de una dieta saludable.

☆ La proteína no viene solo de los animales, todos los alimentos contribuyen a la «piscina» de aminoácidos. Las principales fuentes vegetales de proteína son las legumbres, quinoa y cáñamo.

☆ La naturaleza es.más sabia que el hombre. Si no es de tu madre, no es tu leche.

☆ Consume menos lácteos y de mejor calidad. El queso de cabra y de oveja ecológico es una estupenda opción.

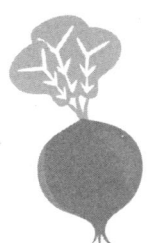
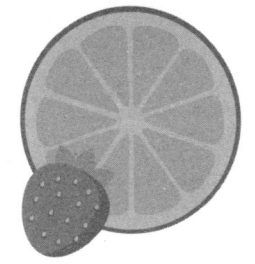
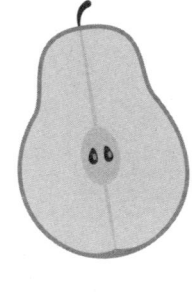

EL MACRONUTRIENTE QUE DESTRUYE O EMBELLECE

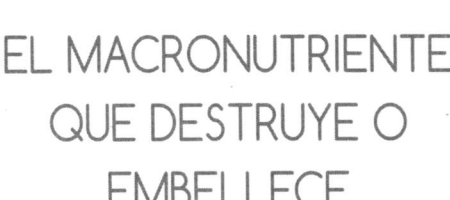

La salud es la relación entre tu cuerpo y tú.

TERRI GUILLEMETS

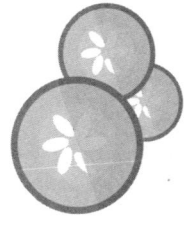

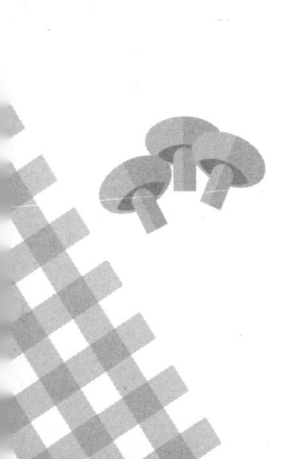

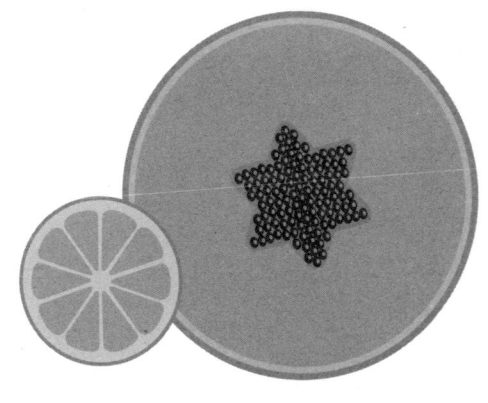

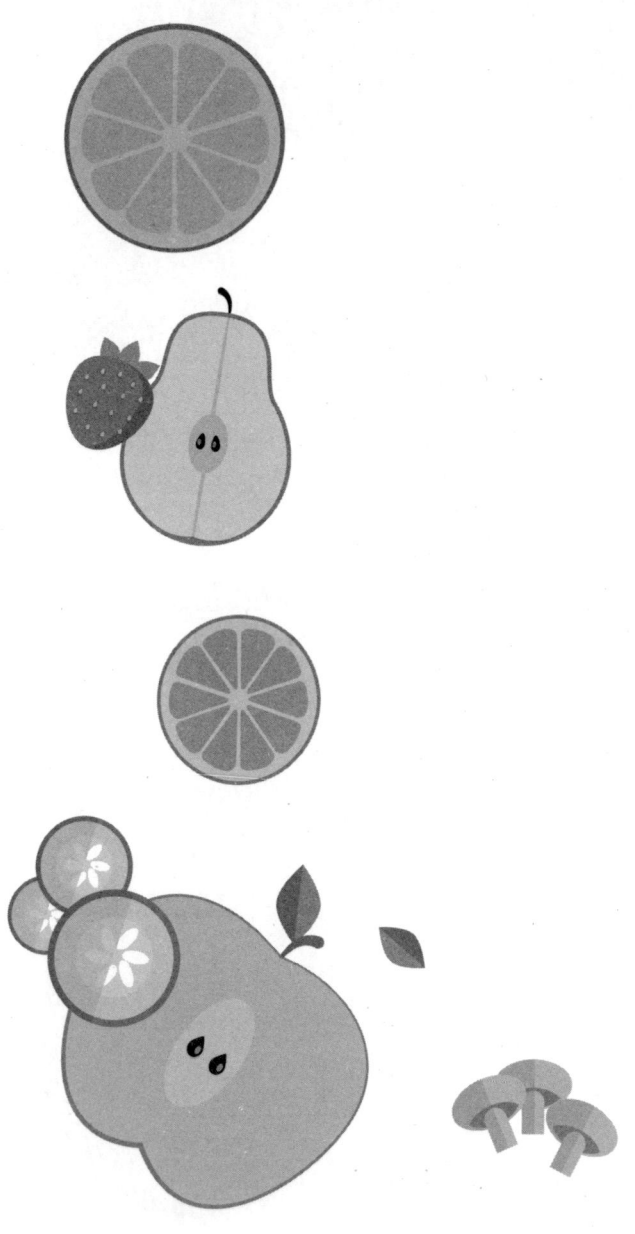

GRASAS SALUDABLES

Entre 1976 y el año 2000, los americanos redujeron su ingesta de grasa un 11 por ciento y su aporte calórico un 4 por ciento, y aun así la obesidad ha aumentado exponencialmente: un 31 por ciento.[38] Este fenómeno es conocido como «*The American Paradox*», y lo mismo ha sucedido en Europa. Lo sé, que estés leyendo esto no significa que quieras bajar de peso, pero hay mucha gente, tanto con sobrepeso como sin él, que siguen comprando alimentos «sin grasa» en busca de mejorar su salud o para perder algunos kilos, ¿y sabes qué? ¡Les están engañando!

Estos productos no solo contienen más grasa de lo que normalmente nos indican en el paquete, sino que además están cargados de azúcar refinado o de algún tipo de azúcar híbrido. El movimiento «*Fat Free*» o «*libre de grasa*» nos tiene a todos engañados y ha logrado que tengamos pavor a las grasas. Puede haber productos que digan que son cien por cien libres de grasa, pero si lees los ingredientes probablemente notarás que tienen azúcar, ¿y recuerdas qué pasa con el azúcar en exceso? Así es, ¡se convierte en grasa!

---

[38] A. F. Heini y R. L. Weinsier, «Divergent Trends in Obesity and Fat Intake Patterns: The American Paradox», *American Journal of Medicine*, 102, 3, 1997, pp. 259-264.

La grasa es absolutamente necesaria para la salud y la belleza. Ayuda a que tu piel se vea bien, lubrica las articulaciones, protege tus membranas celulares de los radicales libres y ayuda a proteger y aislar el sistema nervioso. Tu cerebro está compuesto de grasa, así que es necesario proporcionar grasas buenas y evitar que se oxiden. Además, necesitas grasas para absorber las vitaminas solubles en ella como la A, D, E y K. En mi programa consumirás grasas saludables en forma de aguacate, frutos secos, olivas y semillas. Pero recuerda que las grasas no deben suponer más del 15 por ciento de tus calorías diarias.

Existen 3 tipos de grasas:

- ☑ *Saturadas:* se encuentran en los animales y lácteos, así como en el aceite de coco (aunque su composición es diferente).
- ☑ *Insaturadas:* conocidas como las grasas saludables: aguacate, olivas, semillas, frutos secos y pescado.
- ☑ *Grasas trans:* son grasas insaturadas que son hidrogenadas y están asociadas con problemas cardiovasculares. Son muy dañinas para tu salud y belleza y debes evitarlas. Se encuentran en los productos industriales y procesados, como patatas fritas, bollería, etc.

Así como hablamos de que los aminoácidos son los que construyen las proteínas, los ácidos grasos esenciales son los que construyen las grasas, y hay dos esenciales, el omega 3 y el omega 6. Normalmente consumimos un exceso de omega 6, que está en los aceites vegetales, la margarina y los alimentos procesados, y nos falta omega 3, que viene del pescado, la chía, lino y cáñamo. El omega 3 es un antiinflamatorio muy potente y el mejor tipo de grasa que puedes consumir. Recomiendo suplementos de omega 3, sobre todo de algas.

Algunas fuentes de omega 3:

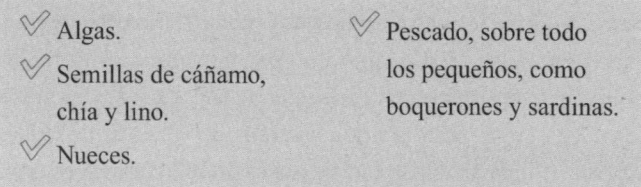

- Algas.
- Semillas de cáñamo, chía y lino.
- Nueces.
- Pescado, sobre todo los pequeños, como boquerones y sardinas.

CUATRO GRASAS QUE EMBELLECEN

Aguacate: es una fruta y una de las mejores cosas que podemos poner en nuestro cuerpo. Para los nativos de México y Centroa-

---

[39] «Ácidos grasos trans y sus consecuencias para la salud», *Jano*, 55, 1998, p. 1.273.

mérica, la palabra aguacate viene del náhuatl «*ahucatl*», testículo. Con una textura cremosa y cargados de aceites saludables, son una adición magnífica a nuestra dieta. Si buscas perder peso, limita la cantidad de aguacate a medio por día. De acuerdo con los récords Guinness, el aguacate es la fruta más nutritiva del planeta, ya que tiene todo lo que necesitamos para vivir.

Coco: hay mucha información rondando acerca del coco. En primer lugar, no es un fruto seco, ni una fruta, de hecho es una semilla. Segundo, el coco es un alimento muy saludable. Su carne, su zumo, su agua y su aceite han nutrido a millones de personas a lo largo de la historia. En sanscrito la palabra palma de coco se refiere al «árbol de la vida», y se traduce como «el alimento que sostiene la vida». Los cocos contienen agua, proteína, grasa, hidratos, fibra, vitaminas y minerales. Las culturas tradicionales que consumen mucho coco tienen niveles menores de enfermedades cardiovasculares y otras enfermedades crónicas.

El coco tiene mala reputación ya que es grasa saturada, pero a nadie se le ocurre explicarnos que hay diferentes tipos de grasas saturadas. Y sí, la grasa de los animales y los lácteos es dañina para el sistema cardiovascular debido a sus ácidos grasos de cadena larga, pero la grasa saturada del coco es de cadena mediana. El tamaño de la cadena marca la diferencia en cuestión de su metabolismo. Las grasas de cadena mediana se digieren y absorben inmediatamente por el hígado y te proporcionan energía. También aceleran tu metabolismo, reducen problemas cardiovasculares y tienen propiedades antivirales y fúngicas. En cuestión de belleza, los cocos tienen una grandiosa habilidad para rejuvenecer el tejido dañado por el estrés oxidativo. El aceite de coco ha sido utilizado para hidratar la piel y el cabello durante miles de años. Es ideal para pieles secas y arrugadas.

Consejo para tu belleza

El aceite de coco es el mejor desmaquillante del planeta, te quita todos los residuos de maquillaje y te deja la piel muy hidratada. Sobre todo utilízalo en los ojos. No causa acné, sino todo lo contrario; al contener propiedades antibacterianas, antifúngicas y antisépticas ayuda a combatirlo. Pruébalo, me lo agradecerás. El exceso lo puedes quitar con un poco de algodón y después continuar con tu ritual de belleza. También lo puedes usar como mascarilla hidratante para el pelo.

Aceitunas: son, quizás, el alimento que más embellece, ya que son una de las mejores fuentes de vitamina E del planeta. Esta vitamina elimina líneas de expresión, repara el tejido conectivo, mejora el sistema circulatorio y cura el sistema digestivo. Nos proporcionan grasa y proteína alcalina que disuelve mucosa y restos de alimentos cocinados en el cuerpo. Las aceitunas son altas en polifenoles, antioxidantes muy potentes que combaten los radicales libres y, además, contienen escualeno, una sustancia potenciadora de la belleza que deja la piel tersa y estimula el sistema inmunológico.

El aceite de oliva, de primera extracción, prensado en frío en botella oscura es el mejor. Personalmente prefiero las aceitunas en su estado natural, ya que el aceite de oliva es un alimento procesado al que se le ha quitado la fibra y otros nutrientes. Un poco de aceite de oliva está bien, sin embargo es alto en unas calorías que no notarás que están ahí. Si quieres bajar de peso, reduce la ingesta de aceites.

Para cocinar, el aceite de oliva, al ser monoinsaturado, es mejor que los de grasas poliinsaturadas (como el aceite de maíz, canola, girasol, etc.), pero de todas maneras es muy susceptible a la luz y al calor, por lo que su estructura química cambia fácilmente al estar expuesto al calor y sus ácidos grasos esenciales se convierten en ácidos grasos oxidados. Por eso los mejores aceites de oliva siempre vienen en botella oscura y en versión extra virgen prensado en frío.

Consejo para tu salud

Cocina con aceite de coco y utiliza el de oliva para las ensaladas, no más de una cucharadita. Cocina con el de oliva si las temperaturas son bajas. Los aceites se deben limitar mucho, ya que son una fuente de muchas calorías que ni siquiera nos damos cuenta que están ahí. Si vacías **la botella** de aceite de oliva puedes estar tomando 700 calorías gratuitamente. Mejor consume los alimentos en su versión original y solo utiliza un poco de aceite.

Semillas y frutos secos: las semillas y los frutos secos contienen una cantidad extraordinaria de nutrientes, de la mano de grasas saludables y proteínas.

Consejo para tu belleza

MASCARILLA DE CACAO

40 g de mantequilla de cacao (la puedes calentar si está en estado sólido). La mantequilla de cacao es la grasa que se utiliza para el chocolate blanco.
Una cucharada de aceite de oliva (vitamina E).

GRASAS QUE MATAN

Un niño consume, por término medio, casi 300 kg de grasa mala entre los seis y los dieciséis años, y esto trae muy malas consecuencias en su salud. No es de extrañar que hoy en día los adolescentes ya tengan algunos depósitos de grasa en las arterias. Los ácidos grasos esenciales no son el problema, sino la grasa de los embutidos, el tocino, el chorizo, los alimentos fritos y la bollería. Y que no se nos olviden las grasas híbridas que se han creado en el siglo XXI, altamente tóxicas y dañinas para el cuerpo. Y por grasas híbridas me refiero a las conocidas como «grasas trans», que son mucho peores que las grasas saturadas y se encuentran en muchos más alimentos de lo que piensas. De hecho, en 2007 la ciudad de Nueva York las prohibió en restaurantes y Dinamarca en todo el país.

¿Por qué las grasas trans son tan malas? Hace un par de décadas se publicaron estudios que demostraban una conexión entre la grasa animal y los problemas cardiovasculares, así que la gente empezó a cambiar la grasa animal por la margarina para poder «bajar el colesterol». Sin embargo, a pesar de la «evidencia científica» de bajar el colesterol, también se incrementaron los problemas de infartos en muchos países. A decir verdad, Israel tiene los niveles más bajos de colesterol en Occidente y al mismo tiempo también se caracteriza por las tasas más altas de enfermedades cardiovasculares y obesidad.[40] En Israel se utiliza la margarina para cocinar, ya que está prohibido el consumo de carne y lácteos en la misma comida, así que la mantequilla no forma parte de su dieta.

---

[40] G. Dubnov, G. y E. M. Berry, «Omega 6-Omega 3: Fatty Acid ratio: the Israeli Paradox», *World Review of Nutrition and Dietetics*, 92, 2003, pp. 81-91.

La mayoría de las margarinas están hechas de aceite de girasol, que tiene 70 veces más omega 6 que omega 3. Seguramente has oído hablar de los ácidos grasos esenciales omega 3, 6 y 9. La proporción de estas grasas en los alimentos es fundamental para nuestra salud. Por ejemplo, la proporción ideal entre omega 3 y 6 debe de ser 1:1, no 1:70 como en el caso de las margarinas. El omega 6 es altamente inflamatorio, por lo que debe de ser equilibrado por su pareja, el omega 3.

Para crear grasas trans, se hierven aceites de mala calidad hasta que se solidifican y crean cubos de grasa. El problema es que al solidificarlos cambias la estructura molecular de las grasas, por lo que cualquier rastro de «vegetal» es una mentira. Seguro que te preguntarás, ¿y por qué las compañías de alimentos usan estas grasas? Porque al estar modificadas no se pudren, lo que permite que los alimentos que las contienen duren mucho tiempo y, además, por el exceso de grasa sepan mejor. Y por si fuera poco, son muy baratas, ya que utilizan aceites de muy mala calidad, así que a las empresas de alimentos basura les genera muchas ganancias. Estas grasas las encontramos en galletas, bollería, patatas fritas, pasteles y margarinas «vegetales».

Los aceites hidrogenados o parcialmente hidrogenados (o sea las grasas trans) son totalmente extraños para nuestro cuerpo, lo que le impulsa a guardarlos porque no sabe procesarlos. La ciencia nos dice que las grasas trans contribuyen a la aparición de problemas cardiovasculares, son muy difíciles de digerir, muy inflamatorias[41] y son más dañinas que las

---

[41] D. Mozaffarian, T. Pischon y S. Hankinson, «Dietary Intake of Trans Fatty Acids and Systemic Inflammation in Woman», *Am J Clin Nutr*, 79, 2004, pp. 606-612.

grasas saturadas.[42] En 2004 el Ministerio de Salud de Holanda afirmó que las grasas trans matan a más de 1.000 personas por año en comparación con las 880 que murieron en accidentes de tráfico. Los aceites hidrogenados matan a más gente que los accidentes de coche.

[42] D. Bryk *et al.*, «Trans Fatty Acids Induce a Proinflamatory Response in Endothelial Cells through ROS-Dependent Nuclear Factor-KB activation», *J Physiol Pharmacol*, 62 (2), abril de 2011, pp. 229-238.

Para recordar

☆ Las grasas son saludables y no deben eliminarse de nuestra dieta.

☆ Las grasas del aguacate, las semillas, los frutos secos, las aceitunas y, con moderación, los aceites prensados en frío son mucho más sanas.

☆ Las grasas trans que vienen en la bollería, patatas fritas, alimentos procesados y empaquetados han de ser eliminadas de nuestra dieta.

☆ La margarina no es algo saludable.

☆ Las grasas no saturadas son muy sensibles a la luz y al calor, por lo que se oxidan fácilmente y generan una cascada de radicales libres en nuestro cuerpo. Utiliza un poco de aceite de coco para cocinar a temperaturas altas, de oliva a temperaturas medias y cáñamo, aguacate o lino para ensaladas. Compra las semillas, frutos secos y mantequillas de frutos secos crudas y sin sal.

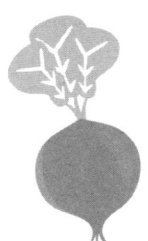
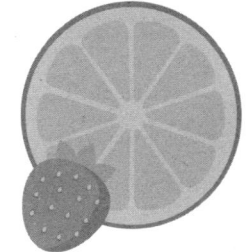
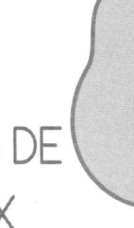

LOS POTENCIADORES DE LA BELLEZA DETOX

Un hombre demasiado ocupado para cuidar su salud es como un mecánico demasiado ocupado para cuidar sus herramientas.

PROVERBIO ESPAÑOL

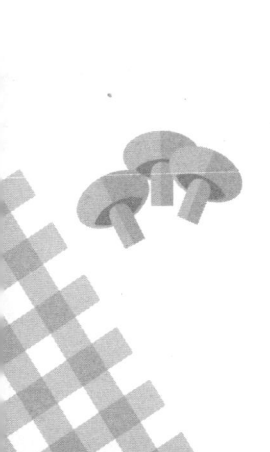
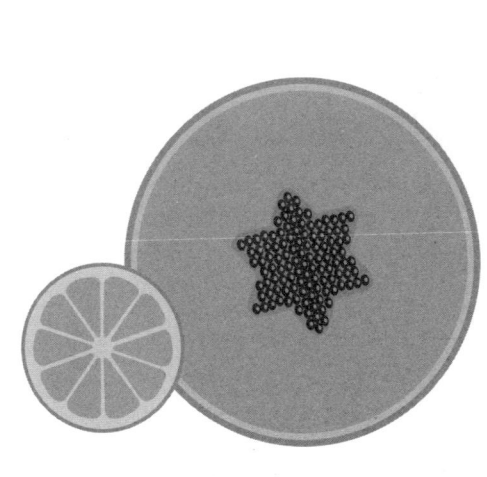

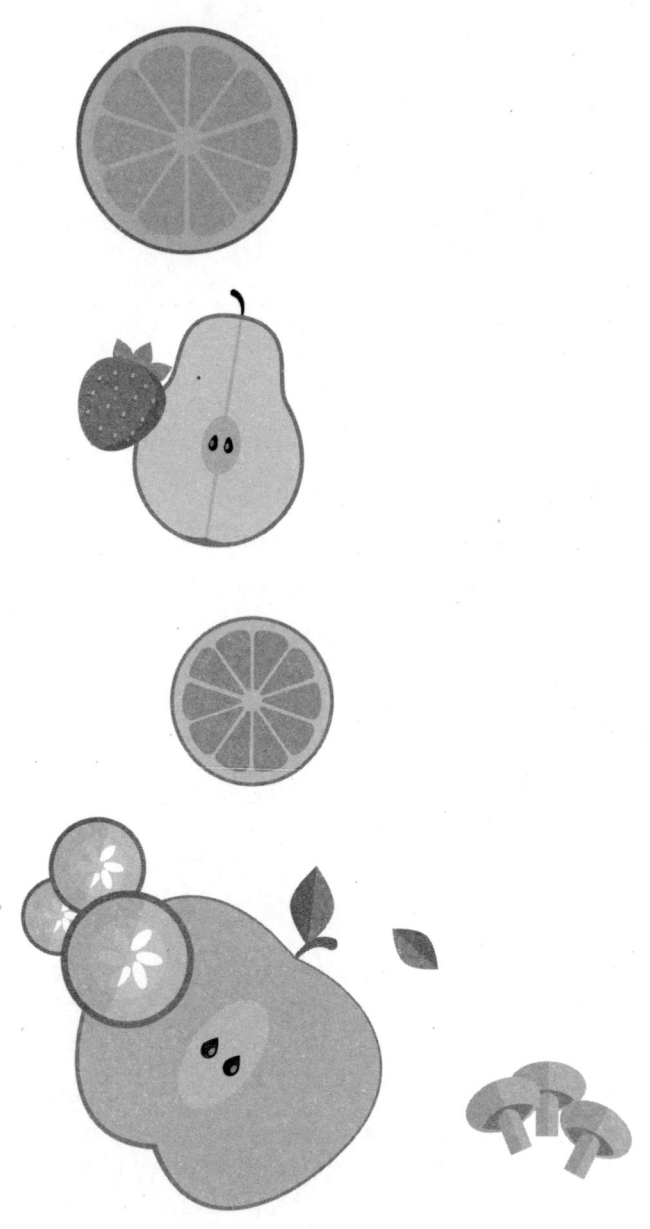

Ahora que ya recorrimos el mundo de la nutrición, hablaremos de los potenciadores de la belleza y la desintoxicación, las enzimas y los minerales, y de los hábitos que hay que adoptar para que tu cuerpo pueda alcanzar su potencial y convertirte en la mejor versión de ti mismo.

Los minerales son uno de los elementos más importantes para la desintoxicación y la belleza, ya que el 95 por ciento de las funciones bioquímicas del cuerpo depende de ellos. Las enzimas, por otra parte, son las catalizadoras de cientos de procesos dentro de tu cuerpo. Digamos que son como la mano de obra que hace que todo funcione bien. La conexión entre los minerales y las enzimas es de vital importancia, ya que los unos dependen de los otros. Ciertas enzimas no se activan si no están en presencia de minerales, y las necesitamos para absorber y asimilar los minerales, ¡así que podemos decir que están casados!

LOS MINERALES

¿Sabes de dónde vienen los minerales? Principalmente de la tierra, por eso la calidad de la misma es muy importante. Hay estudios que demuestran que en determinadas frutas y verduras ecológicas el porcentaje de minerales puede ser hasta un 87 por ciento mayor que en las convencionales. Las verduras verdes son las que más minerales y nutrientes contienen, y esa cantidad de minerales es lo que las hace tan alcalinas. La salud de la piel, las uñas y el pelo dependerá de la cantidad de minerales que haya en tu cuerpo.

Consejo para tu belleza
TUS UÑAS

Tus uñas reflejan la cantidad de minerales en tu cuerpo. Uñas débiles, con manchas blancas, indican una deficiencia de minerales. Es importante consumir alimentos que embellecen cargados con silicio, como mijo, alfalfa, rábano y vegetales verdes. Y alimentos con zinc, como las semillas de calabaza y girasol.

Lo que más minerales contiene son:

- Verduras verdes.
- Hierbas aromáticas
- Vegetales.
- Germinados.
- Frutas.
- Frutos secos y semillas.
- Raíces como el jengibre, la maca y la cúrcuma.

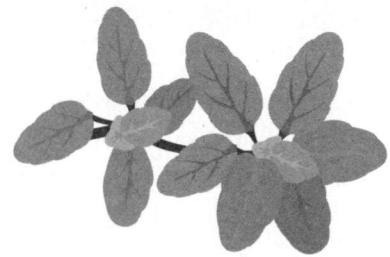

LAS ENZIMAS

Como ya te he dicho, las enzimas son la mano de obra que logran que todo funcione correctamente en tu cuerpo. Contienen códigos que le dicen a tu cuerpo cómo digerir la comida para no gastar tus propias enzimas y agotar a tu cuerpo con el proceso de la digestión. Se dice que una de las razones por las que envejecemos es porque se nos agotan las enzimas. Ayudan a restaurar tu ADN, a hacer una mejor digestión y a asimilar los nutrientes. Reparan y previenen las arrugas y contribuyen a tener una piel brillante y saludable. También ayudan con el proceso de desintoxicación, nos dan vitalidad y colaboran en la pérdida de peso, ya que liberan energía metabólica. Se podría decir que naces con una cuenta grande en el banco de enzimas, y tienes dos opciones: sacar constantemente de tu cuerpo al comer alimentos cocinados o procesados y empaquetados que carecen de enzimas, o engrosar tu cuenta con alimentos crudos y naturales, sobre todo frutas y verduras. La meta es preservar la mayor cantidad de enzimas posible.

Son muy sensibles al calor, se dañan y destruyen a temperaturas más altas de 48°. ¿Has visto la diferencia en el color y el brillo de una espinaca antes de cocinarla y después? En el proceso de cocción, su vitalidad y energía son destruidas, al igual que sus enzimas y vitaminas solubles en agua. ¿Sabes por qué es tan importante que cuando tenemos fiebre la temperatura no suba mucho? Porque las enzimas, responsables de todas las reacciones químicas de tu cuerpo, a más de 40 grados centígrados dejan de funcionar, lo que puede provocar daños irreversibles. Pues lo mismo sucede con nuestros alimentos. Necesitamos alimentos frescos y crudos para absorber su vitalidad, energía y enzimas. Cuando comemos alimentos crudos consumimos asimismo su energía, lo que promueve el proceso de rejuvenecimiento.

Hay 3 tipos de enzimas que ayudan a la digestión:

✓ *Lipasas:* para deshacer las grasas.

✓ *Amilasas:* para deshacer grandes cadenas de carbohidratos.

✓ *Peptidasas* (también conocidas como enzimas proteolíticas): para deshacer las proteínas.

Sin las enzimas adecuadas para digerir apropiadamente los alimentos, acumulamos desechos que no pueden ser digeridos. Esto provoca inflamación, sobrepeso, estrés digestivo y fatiga. Recuerda que las enzimas son códigos que le dicen a tu cuerpo dónde deben ir los alimentos. Por ejemplo: la enzima erepsina, que se encuentra en los pepinos, lleva un código que elimina el exceso de proteína en los riñones. Así que los pepinos son excelentes para la salud de los riñones.

¿Qué pasa cuando calientas las grasas? Imagínate que comes un aguacate. La enzima lipasa que contiene le dice a tu cuerpo cómo digerirlo, lo cual ayuda a la digestión y permite que todo funcione de una manera limpia y eficiente. Pero digamos que lo cocinas con aceite de oliva y lo sometes a temperaturas altas, así no solo se oxidará generando una cascada de radicales libres, sino que además la enzima lipasa será destruida, y sin ella el cuerpo tendrá que utilizar tus reservas de esta enzima para digerir la grasa, lo que hará más difícil su digestión.

Con todo esto no sugiero que lo comas TODO crudo, ¡claro que no! Sobre todo en épocas de frío los alimentos cocinados tienen un lugar importante. Y a decir verdad, hay alimentos que se digieren mejor cuando están cocinados, como los tubérculos y los cereales. Y hay antioxidantes que despiertan cuando están en contacto con el calor, como es el caso del licopeno. Pero sí que te invito a no comerlo todo siempre cocinado a altas temperaturas.

Consejo para tu salud

Cocina las cosas al vapor con un poco de aceite de coco. O al vapor y al final utiliza un poco de aceite de oliva. Acompaña tus alimentos con una ensalada o algo crudo.

LA IMPORTANCIA DE LOS ZUMOS Y LOS BATIDOS

Hacer zumos o batidos es la manera más sencilla y rápida de mejorar tu salud. Los ingredientes variados que nos proporciona la naturaleza no solo hidratan, oxigenan y desintoxican, sino que también llenan nuestras células de nutrientes, antioxidantes, fitoquímicos, enzimas, clorofila, minerales y vitaminas. Y esto, como consecuencia, te traerá mucha energía, mejorará tu digestión, tu agilidad mental y la capacidad de tu sistema inmunológico para protegerte de enfermedades.

La clorofila, más conocida como la sangre de las plantas (de hecho tiene una estructura muy similar a la nuestra, excepto en su átomo central: en la hemoglobina está compuesto principalmente por hierro y en la clorofila por magnesio) les permite transformar la energía solar en energía. En el momento en que los seres humanos consumen los vegetales, no solo nos transfieren sus nutrientes, sino que la abundancia de oxígeno favorece la desintoxicación del cuerpo, fortalece el sistema inmunológico, mejora el sistema digestivo y aumenta la producción de glóbulos rojos.

Diferencia entre zumos y batidos

A los zumos se les quita la fibra, por lo que nos aportan más nutrientes por volumen y son absorbidos de una manera más eficiente por nuestro cuerpo; se dice que llegarán a tus células en 15-30 minutos. Además, no se requiere energía para digerirlos, sino que pasan directamente a la sangre y, en consecuencia, son absorbidos rápidamente por nuestras células. Por otro lado, al no gastar energía en la digestión, se permite al organismo concentrarse en otras funciones, como la desintoxicación. Preparar un zumo es la manera más eficiente de introducir en nuestra dieta cantidades de verduras que no podríamos consumir de otra manera.

Los batidos, por otro lado, contienen la fibra, por lo que sus azúcares son absorbidos más lentamente por el organismo. Los batidos pueden ser considerados una comida completa.

ZUMOS Y *SMOOTHIES*
LICUADO *VS* BATIDO

Licuadora: separa el zumo de la fibra.

Opciones licuadora:
centrifugada o de presión en frío.

Green juice

INGREDIENTES

Apio.
Pepino.
Manzana.
3 verduras de hoja verde.
1 fruta de bajo valor
glucémico.

EXTRAS

Cayena, raíz de jengibre,
tallo de brócoli...

Sin pulpa/fibra

☆ Inyección instantánea
de vitaminas, minerales,
fibronutrientes y antioxidantes
a tus células.

☆ Le da un respiro al sistema
digestivo: las células pueden
concentrase en el resto y
repararlas.

☆ Quitando la fibra puedes
concentrar más verduras en
el zumo que en el batido.

Batidora: mezcla todos los ingredientes.

Opciones batidora:
las batidoras de alta velocidad son las
mejores para un batido cremoso.

Green smoothie

INGREDIENTES

Agua filtrada de coco o
leche de almendras.
3 raciones de verduras o
fruta.
1 ración de grasa:
½ aguacate o cucharadita de
mantequilla de almendra.

EXTRAS

Cacao crudo, proteína en
polvo, chía, semilla de
cáñamo, bayas de goji...

Con pulpa/fibra

☆ Ayuda a un sistema digestivo
sano: elimina las toxinas
acumuladas en los intestinos.
y combate el estreñimiento

☆ Ayuda a regular el apetito,
mantiene niveles adecuados
de azúcar en sangre y
proporciona energía.

SECRETOS PARA LA DESINTOXICACIÓN

Probióticos

El intestino grueso no es un lugar estéril. Hay hasta 400 diferentes tipos de microorganismos conocidos como la flora intestinal. La mayoría son nuestros amigos y nos ayudan en el proceso digestivo. Producen las vitaminas del complejo B, ácido láctico, vitamina K… Secretan químicos que sanan el intestino y matan a «los malos». Cuando mueren nos siguen ayudando ya que forman la mayor parte de las heces. Mantener a estas bacterias vivas y funcionando es de vital importancia. El cloro, los antibióticos, una mala alimentación y los químicos matan a nuestros amigos y hacen que crezcan y se multipliquen los malos. Se ha demostrado que los probióticos inhiben el crecimiento de células cancerígenas y tóxicas en el colon, facilitan el tránsito intestinal y mejoran tu salud digestiva. Así, los probióticos tienen un rol esencial en el proceso de desintoxicación.[43]

La digestión es de vital importancia para la flora intestinal, ya que si no digieres la comida bien y rápido muchos microorganismos la van a digerir por ti, y alimentarás a bacterias malas y bichos. Cuando juntas una digestión lenta con cientos de bichos hambrientos, hay problemas. ¿Dejarías restos de comida en un lugar oscuro, húmedo e infestado de bichos? Pues no, si eres inteligente. Estos microorganismos estarán contentos de comerse lo que tú no puedas digerir, y, por si fuera poco, expulsarán sus excreciones en tus intestinos. Generan alrededor de 78 diferentes toxinas, como escatol, indol, fenoles, alcohol, amoniaco, formaldehído y acetaldehído.

Las toxinas hacen que no regresen las bacterias buenas y generan un ambiente confortable para que las malas se sientan como en casa. Esta es otra razón por la cual somos más vulnerables cuando viajamos al trópico. Los organismos en la comida entran en el intestino y se encuentran con amigos que les dan la bienvenida con los brazos abiertos. Y así vamos acumulando una banda de bacterias malas que alteran el funcionamiento de nuestro sistema digestivo.

Consume probióticos todos los días con tu vaso de agua de las mañanas. Lo ideal es buscar diferentes tipos e ir rotando. Así,

[43] I. Wollowski, G. Rechkemmer y B. L. Pool-Zobel, «Protective Role of Probiotics and Prebiotics in Colon Cancer», *American Journal of Clinical Nutrition,* 73, 2, 2001, pp. 4S1S-55.

poco a poco, iremos plagando tu intestino de bacterias buenas que le harán la guerra a las malas.

Superalimentos

Hay muchos superalimentos, y podría hacer un libro dedicado exclusivamente a ellos. Así que aquí solo explicaré los dos más importantes en lo que se refiere a los antioxidantes y los dos más importantes en cuanto a desintoxicación.

✓ *Cacao: el oro de los aztecas y el alimento de los dioses.*
Al mencionar el cacao, seguro que piensas en chocolate. ¡Pues no! El chocolate contiene lácteos y azúcar. Me refiero al cacao en su presentación original que viene de las semillas del cacao. Es uno de los alimentos con más antioxidantes del planeta, es la fuente con más concentración de catequinas, flavonoides, epicatequinas y procianidinas, antioxidantes muy potentes.[44] El cacao tam-

---

[44] C.L Keen, «Chocolate: Food as Medicine/Medicine as Food», *J Am Coll Nutr*, 20 (5 supl.), octubre de 2001, pp. 436S-439S.

bién nivela el azúcar en sangre, los flavonoides se cree que generan la producción de óxido nítrico dentro de las células, lo que mejora la resistencia a la insulina, además es un alimento con un índice glucémico muy bajo. Contiene cientos de agentes químicos naturales que mejoran el humor y te hacen sentir bien, como por ejemplo la teobromina, un estimulante que no afecta al sistema nervioso, como pasa con el café. También contiene feniletilamina, lo que genera endorfinas en tu cuerpo, las mismas sustancias que se producen cuando te enamoras. En México, durante siglos, se utilizó con fines medicinales. Los aztecas y los mayas se lo tomaban para que les proporcionara energía y fuerza. Cuando los europeos lo trajeron al viejo continente, lo llamaron «el alimento de los dioses». A principios del siglo XX, se le comenzó a añadir azúcar, productos químicos y lácteos, convirtiéndolo en el alimento «de los dioses caídos». Cuando el cacao es procesado y expuesto a temperaturas altas, sus ácidos grasos se oxidan y contraen las propiedades dañinas de los ácidos grasos trans.

¿Qué comprar? Polvo de cacao crudo y cacao nibs, preferiblemente ecológico. También puedes comer un poco de chocolate negro con más del 80 por ciento de cacao.

¿Cómo utilizarlo? Puedes añadir el polvo a tus batidos, hacer leche de chocolate con leche vegetal, salsas o *dips*.

✓ *Camu camu:* proviene de un árbol que crece en el Amazonas. Su fruta contiene más vitamina C que cualquier otro alimento en el planeta (de 30-60 veces más que una naranja). Una cucharadita te proporciona el 1.180 por ciento de la dosis recomendada de vitamina C, lo que fortalece el sistema inmunológico. Y además, la vitamina C es uno de los antioxidantes más importantes que se conocen.

☆ El camu camu contiene potentes fitoquímicos, antioxidantes, beta-caroteno, calcio, hierro, vitaminas del complejo B, fósforo, y aminoácidos. Reduce la inflamación.

¿Qué comprar? Polvo de camu camu crudo.

¿Cómo utilizarlo? 1 cucharadita en tu batido.

✓ *Chlorella y espirulina: las reinas de los superalimentos.* Las algas son las plantas del agua. Contienen de 10-20 veces más nutrientes que nuestras plantas de tierra. Son altas en minerales, clorofila, proteína y todo tipo de vitaminas. Las dos son consideradas elixires para rejuvenecer y desintoxicar el cuerpo.

☆ *Chlorella:* es un alga verde unicelular de agua dulce, rica en proteínas, vitaminas (como la B12), minerales (especialmente hierro), aminoácidos y ácidos nucleicos. La chlorella es el alimento con mayor clorofila del planeta (10 por ciento), que ayuda a limpiar nuestra sangre y tejidos, por lo que es particularmente útil para la desintoxicación. De hecho, se dice que no existe nada que tenga un mayor poder para ayudar con el proceso de desintoxicación que la chlorella.

☆ *Espirulina:* la espirulina, que era un alimento básico para los aztecas, es un alga unicelular de agua dulce azul-verdosa, llena de fibra, proteína, vitaminas (incluyendo las A, B1, B2, B6 y K), minerales esenciales entre los que se encuentran hierro, calcio y magnesio), oligoelementos, ácidos grasos esenciales, ácidos nucleicos (tanto ARN como ADN), polisacáridos y antioxidantes. También, por peso, la espirulina es uno de los alimentos que más proteína tiene: un 60-70 por ciento de su peso es proteína completa.

¿Qué comprar? Puede ser en polvo o en tabletas. El polvo se absorbe mejor, pero la realidad es que no sabe muy bien, así que las tabletas pueden ser una mejor opción. Para potenciar el proceso de desintoxicación, recomiendo la chlorella, y para después, si eres deportista o simplemente quieres incrementar el valor nutricional y la proteína en tu dieta, continúa con la espirulina o, aún mejor, ¡las dos!

¿Cómo consumirlas? Las tabletas puedes tomarlas todos los días con mucha agua y el polvo lo puedes incorporar a aliños, ensaladas o batidos.

Hidroterapia de colon

¿Te has asomado dentro de una tubería? ¿Qué ves? Suciedad, costras y una capa de mugre que se acumula a lo largo de los años. Pues lo mismo pasa dentro de tu colon. El colon es la tubería o drenaje del cuerpo humano y ahí se acumulan muchas cosas. La única manera de limpiarlo es con hidroterapia o enemas. La terapia de colon utiliza agua para su limpieza, la sesión dura aproximadamente 45 minutos y saca todos los desechos que has ido almacenando a lo largo de los años. La acumulación de toxinas en el intestino puede empeorar nuestro aspecto y nuestra salud, es importante limpiar nuestra tubería. El colon puede guardar cantidades extraordinarias de desechos que provienen de conservantes, pesticidas, colorantes, azúcares, desechos de mucosa que generan los lácteos, etc. Cuando se crea una placa de mucosidad y el cuerpo no es capaz de eliminar, se puede quedar ahí durante años. Las placas desaceleran el movimiento de las heces y propician un ambiente aún más tóxico. Esto genera más radicales libres, más inflamación e inhibe la absorción de nutrientes. La limpieza de colon no solo mejorará tu digestión y eliminación, sino que además retrasará tu proceso de envejecimiento.

Sobre el estreñimiento

¿Tú dejarías la basura en tu casa tres días? ¿Dejarías el chuletón del que tanto hemos hablado en la cocina a 40° durante varios días? ¡No! Los intestinos son tan grandes como una cancha de tenis, y guardan mucha materia podrida. Si no la eliminamos por lo menos una vez al día, las toxinas se volverán a absorber en el torrente sanguíneo. Estas toxinas incluyen radicales libres que dañan las células, lo que tiene un efecto dañino y tóxico en la piel y, en general, en todo el cuerpo. El estrés, una dieta baja en fibra, la deshidratación, el embarazo, suplementos de hierro y calcio, medicamentos y falta de ejercicio pueden desencadenar estreñimiento.

Consume alimentos ricos en fibras como los cereales integrales, las legumbres, frutas y verduras. Añade grasas saludables que lubriquen el tracto intestinal y generen bilis. Bebe por lo menos 8 vasos de agua al día y sé activa. Si esto no te funciona, agrega fibra psyllium y carbonato de magnesio hasta que te regules.

ALIMENTOS QUE PROMUEVEN LA LONGEVIDAD

☆ Aguacate.

☆ Orégano.

☆ Canela.

☆ Hongos, como el *reishi*.

☆ Vegetales de la familia de los crucíferos.

☆ Cúrcuma.

☆ Ajo.

☆ Vegetales de hojas verdes.

☆ Té verde, y aún mejor, té matcha.

☆ Aceite de oliva, de coco y de macadamia.

☆ Pescados ricos en omega 3, como el salmón salvaje, y los pescados pequeños, como las sardinas.

☆ Papaya.

☆ Frutos secos crudos.

☆ Azafrán.

☆ Semillas.

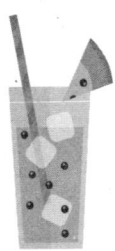
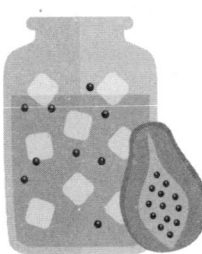

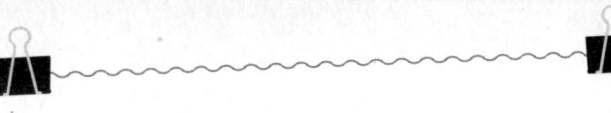

Para recordar

☆ Los minerales son responsables del 95 por ciento de nuestras funciones bioquímicas por lo que es de vital importancia para tu salud y belleza consumir una cantidad adecuada.

☆ Las verduras verdes son las que tienen más minerales, así como por lo general lo ecológico.

☆ Sustituye la sal refinada por la sal del Himalaya.

☆ Las enzimas son la mano de obra del cuerpo humano y el secreto de la juventud, desintoxicación y salud. Las enzimas se destruyen con el calor y necesitan minerales para su activación.

☆ Haz de los zumos de verduras y los batidos un complemento diario para tu alimentación; contienen gran cantidad de enzimas, nutrientes y fitoquímicos.

☆ Consume probióticos en ayunas con un vaso de agua tibia con limón.

☆ Los superalimentos son los superhéroes del mundo de la nutrición y un maravilloso complemento. La *chlorella* es el alimento con mayor poder desintoxicante del planeta, ya que contiene grandes cantidades de clorofila (tómala en pastillas ya que no sabe muy bien). El cacao es el alimento con mayor capacidad antioxidante y el camu camu el que proporciona mayor cantidad de vitamina C.

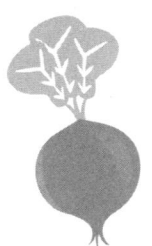
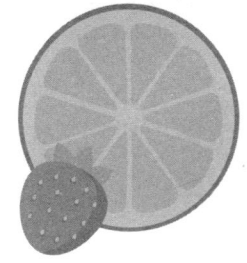
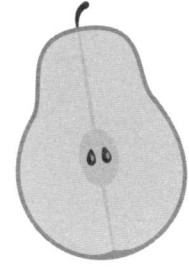

UN ESTILO DE VIDA Y HÁBITOS DETOX

Las diminutas cadenas de los hábitos son generalmente demasiado pequeñas para sentirlas, hasta que llegan a ser demasiado fuertes para romperlas.

BEN JOHNSON

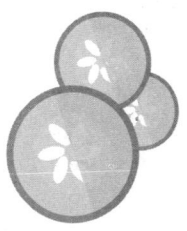

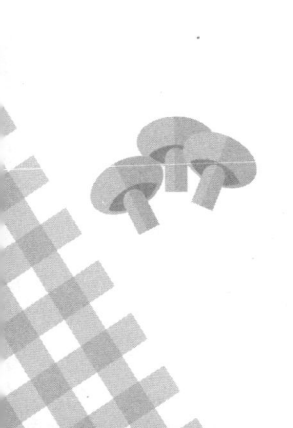
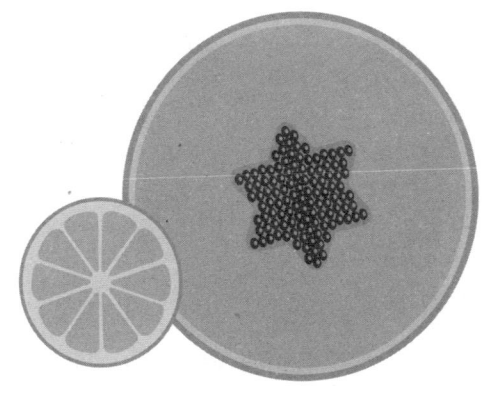

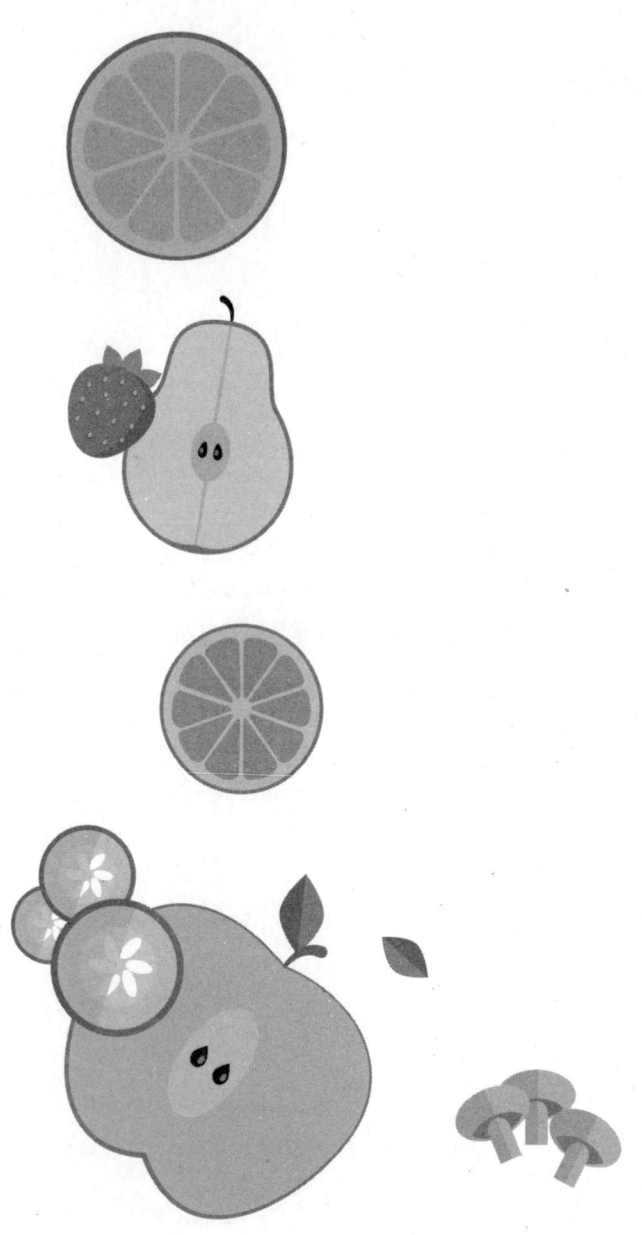

Consejos para tu salud
No elimines, ¡sustituye!

☆ En vez de café, consume té verde, blanco, o aún mejor matcha, con un poco de leche de avena o de almendra.

☆ En vez de refrescos, toma agua con gas con fruta.

☆ En vez de leche de vaca, prueba la leche vegetal sin azúcar añadida.

☆ En vez de chocolate con leche, prueba chocolate negro 80 por ciento.

☆ En vez de bollería, prueba una tortita de arroz con mantequilla de frutos secos y un poco de plátano. O media manzana con mantequilla de almendra.

☆ Cambia los frutos secos con sal y tostados por los crudos sin sal y come unos cuantos a media tarde en vez de galletas.

DEPORTE

¿Sabes cuál es el mejor ejercicio? ¡El que te guste! Me da igual lo que hagas mientras te levantes del sofá, lo practiques regularmente y lo disfrutes. Recuerda que todo lo que hagas utilizando la fuerza de voluntad tendrá una fecha de caducidad. Busca una actividad de la que disfrutes. El ejercicio es maravilloso ya que mejora la circulación. Oxigena el cuerpo, haciendo que los nutrientes lleguen de una manera más eficiente. Estimula el sistema linfático y al sudar excretas sales y toxinas por medio de la piel, lo que la mantiene limpia y sin acné.

Los ejercicios de resistencia muscular contraatacan el envejecimiento, ya que con la edad perdemos masa muscular. El músculo es el mayor quemador de grasa que existe. Consume hasta 5 veces más calorías que la grasa, para no perderlo es importante hacer ejercicios de resistencia por lo menos 2-3 veces por semana.

Lo ideal es:

☆ 2-3 veces por semana ejercicios de resistencia para mejorar e incrementar la masa muscular.

☆ 2-3 veces por semana ejercicio cardiovascular para mejorar la circulación y fortalecer tu corazón.

☆ 1 vez por semana yoga, estiramientos o cualquier cosa que estire y te dé flexibilidad.

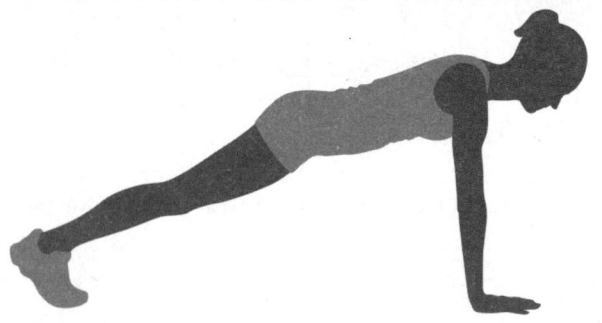

DORMIR

Dormir es una base para la salud del cerebro y del cuerpo, y el hábito más importante para tener energía y mantenerte joven, por algo es conocido como «*Beauty Sleep*». Debes, por lo menos, dormir 7-8 horas.

Privar a tu cuerpo del sueño reparador baja los niveles de leptina, la hormona que te dice que dejes de comer cuando ya estás satisfecho. Cuando dicha hormona está baja, seguirás comiendo, aunque ya no necesites más. No dormir también incrementa la hormona grelina, lo que aumentará tu apetito y por si no fuera suficiente el neurotransmisor que incrementa el apetito también crece. Muchos estudios han demostrado que la fatiga crónica por no dormir lo suficiente incrementa tu riesgo de tener sobrepeso u obesidad.

Estar cansado interrumpe la correcta función de tu metabolismo, está asociado con problemas de presión arterial alta, depresión, abuso de drogas y alcohol y no necesito recordarte que las personas cansadas pierden capacidades cognitivas.

En cuestión de belleza, por las noches es cuando tu cuerpo repara el tejido conectivo, produce hormonas reparadoras y cuando los músculos faciales descansan. Por la noche, se podría decir que sale el equipo de limpieza a lavar, barrer, pulir, para dejar tu cuerpo limpio. El proceso de desintoxicación se potencia durante la noche, ya que no estamos digiriendo y tenemos la energía disponible para hacer una limpieza profunda. Por eso por la mañana tu orina es más amarilla.

Despierta con el café

Sí, es tiempo de despertar y oler el café mientras te piensas dos veces si hay que tomar tanto. Este es un hábito que muchas personas consideran que es imposible de abandonar, y en realidad, al final, resulta muy sencillo. Ya sé que no necesitas dejar el café para estar delgado, pero espero que en este punto ya sepas que no solo se trata de eso. Como cualquier estimulante, a la larga crea el mismo cansancio que promete quitar. Otra razón por la que querrías disminuir la ingesta de café es porque hay pocas cosas que envejezcan más rápido que la cafeína. Cada vez que te tomas una taza enciendes tu cuerpo y disparas a las glándulas suprarrenales para que te pongan en estado de alerta. Cada vez que te tomas una taza de café pones tus nervios de punta. Estás en un estado constante de estrés, tus riñones y tu hígado se agotan, sobreexplotas tus glándulas suprarrenales y le quitas a tu cerebro y a tu piel el agua que necesita. El café es diurético, sí, ¡pero porque te está robando el agua!

La deshidratación afecta a tu cerebro, ya que está compuesto de mucha agua y cuando entras en un periodo de «retiro» de la cafeína, pierdes más agua. Ahora tu cerebro es un poco más estrecho, pero la sangre tiene que seguir circulando para mantenerte vivo. Y cuando la sangre pasa por un cerebro deshidratado, sea por cafeína o por alcohol, sientes que te taladran el cráneo o que tienes un dolor de cabeza inaguantable. En este «retiro» de cafeína, tu sistema nervioso se siente inseguro, lo cual te pone ansioso. Si tomas una taza de café al día no pasa nada, pero mucha gente tiene dependencia al café y toma varias, así que al poco de tomar la primera taza, la cabeza les empieza a doler, tienen la boca tan seca como el desierto del Sahara y los nervios están a flor de piel, causando ansiedad y estrés. ¿Y qué hacen? ¡Otra taza de café! Aproximadamente a la hora de tomar café, el flujo de sangre al cerebro se reduce un 10-20 por ciento y en combinación con la bajada de azúcar en la sangre, sientes ansiedad. Y esto es solo con dos tazas de café. Hay mucha gente que toma hasta seis, lo que es una pesadilla para el sistema nervioso.

Y ahora pensarás, ¿y el descafeinado? Y otra vez te digo que lo marcado como «saludable» muchas veces no lo es. Antes que nada el café descafeinado sigue teniendo cafeína. Segundo, se usan productos químicos para convertirlo en «descafeinado» que resultan tóxicos para el ser humano.

Por un café no pasa nada, aunque lo ideal sería no necesitar estimulantes. Si una vez al día o de vez en cuando se te antoja uno no hay problema, pero cuidado con el exceso.

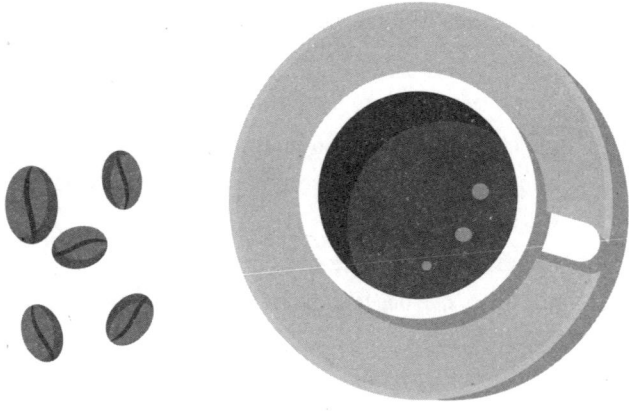

Durante las próximas 3 semanas quiero que te centres en mejorar la calidad y cantidad de tu sueño.

Arregla tus problemas de sueño:

- *Que tu habitación esté oscura.* Apaga los aparatos electrónicos y, si puedes, consigue un antifaz para taparte los ojos.
- *Ten un horario fijo.* Al cuerpo le gusta la vida «militar»: dormir y despertar a unas horas concretas.
- *Date un baño caliente* con un poco de lavanda una hora antes de dormir.
- *Bloquea los sonidos.*
- *No hagas ejercicio desde 3 horas antes,* ya que puede ser sobreestimulante.
- *Relájate* haciendo meditación o escuchando música tranquila.
- *Incrementa los niveles de serotonina* con una infusión de manzanilla o con un poco de leche de almendra con una cucharadita de miel ecológica cruda y otra de cacao en polvo.
- *Haz el amor.* Tener un orgasmo ayuda a dormir.
- *Si no puedes dormir,* no te quedes dando vueltas en la cama. Mejor levántate, ve a otra habitación, lee un poco y después vuelve.
- *Escribe tus preocupaciones.* Antes de dormir escribe lo que tienes que hacer al día siguiente, así tu mente estará más tranquila.

Suplementos

La melatonina es una hormona que produce el cuerpo para dormir y una buena herramienta antienvejecimiento. Puedes tomarla, pero solo temporalmente, sobre todo si vuelas a países con diferentes usos horarios. Toma un gramo de melatonina por cada hora de diferencia. Si tienes problemas crónicos prueba con suplementos naturales de hierbas como la valeriana y la pasiflora.

Haz de los batidos tu comida rápida

Si nunca antes has hecho batidos o *smoothies* te recomiendo:

☆ Una batidora de alta potencia.

☆ Ser creativo con los ingredientes. Los *smoothies*, como cualquier comida completa y equilibrada, deben tener grasa, proteína e hidratos.

☆ Utilizar leches vegetales o agua de coco.

☆ Es importante que tu *smoothie* tenga fibra, que puede venir de las semillas, las frutas, o puedes agregar fibra como la inulina o glucomanano. Te hará sentir satisfecho, equilibrará los niveles de azúcar en la sangre y mejorará la salud cardiovascular.

☆ Añadir superalimentos como el polen de abeja, maca, acai, granada, camu camu, bayas de goji... Estos alimentos tienen una capacidad antioxidante extraordinaria.

☆ Agregar polvos verdes secos de verduras y superalimentos. O verdes frescos, como el kale, la espinaca, berros. Trata de rotar tus verdes, que no sean los mismos todos los días.

☆ Agrega una cucharadita de mantequilla de coco o de almendra, lo que te proporcionará ácidos grasos esenciales y le dará una textura cremosa a tu *smoothie*.

☆ Agrega chía, lino o cáñamo para incrementar la ingesta de ácidos grasos esenciales omega 3.

CONTROLAR EL ESTRÉS

Normalmente nuestro cuerpo está en estado anabólico, y se dedica a reparar las células y a fabricar ADN y ARN. Sin embargo, cuando el cerebro percibe una amenaza, las hormonas cortisol y adrenalina se disparan, el cuerpo se pone en estado de «huye o pelea» y necesita un fuerte arranque de energía para impulsar los músculos. Para permitir esto, el estilo normal del metabolismo anabólico se convierte en catabólico, que descompone los tejidos: se eleva la presión arterial, los músculos se tensan, la respiración se hace rápida y poco profunda, se anula el deseo sexual y el hambre, la digestión cesa, el cerebro se pone en hiperalerta y se agudizan los sentidos. Cuando el cuerpo está en estado catabólico constantemente, los efectos son desastrosos para la salud, la belleza y la desintoxicación. Cuando los niveles de cortisol suben como reacción al estrés, incitan a las glándulas sebáceas a producir más grasa y esta produce acné.

Si echamos la vista atrás y nos fijamos en la época de las cavernas, cuando nuestros antepasados se daban cuenta de que les venía persiguiendo un tigre, el cuerpo generaba los cambios arriba mencionados, y no le importaba rejuvenecer, construir colágeno o desintoxicarse. Lo que le importaba era sobrevivir, así que todo el lujo de energía se iba a los músculos para salir corriendo y a los sentidos para estar más alerta. Esto está muy bien, pero cuando se alejaban del tigre, el cuerpo regresaba a su estado normal y contrarrestaba los efectos nocivos del estado catabólico. Hoy en día el cuerpo sigue estructurado así, pero no es capaz de distinguir entre si te viene persiguiendo un tigre o tienes que pagar la hipoteca. Para él sigue siendo un estrés, pero más constante, como si nos persiguiera un mamut varias veces al día, así que imagina las consecuencias para el cuerpo y para tu belleza. En conclusión, el estrés a largo plazo nos envejece.

Consejo para tu salud

Ve a clases de meditación o yoga, date un masaje, vete de vacaciones, organiza un fin de semana en un spa, un baño caliente con lavanda y, sobre todo, aprende técnicas para controlar el estrés. Hoy se sabe que no son las situaciones en sí las que nos generan estrés, sino nuestra reacción y nuestra manera de verlas.

EL AGUA

El agua es un solvente universal. Nuestra vida depende del agua. Lleva nutrientes y elimina toxinas. Estamos acostumbrados a lavar todo con agua, pues lo mismo pasa dentro de nuestro cuerpo, si no la tomamos moriremos en nuestro caldo tóxico. El primer paso para poner la química del cuerpo en orden es mantenernos bien hidratados, y al igual que con los demás nutrientes, el cuerpo primero hidratará el corazón, pulmones y riñones antes de que la piel pueda beber un sorbo. Así que es muy probable que si tu piel hablara te diría que no estás bebiendo suficiente agua. Estar hidratados mejora nuestro sistema inmunológico, mantiene nuestros órganos sanos y es esencial para una piel limpia, brillante y saludable. El agua es fundamental para el metabolismo y la regeneración de la piel (acciones como la producción de nuevas células y el crecimiento de nuevos folículos pilosos).

El problema hoy en día es que nuestra agua está muy contaminada, cargada de metales pesados, cloro, flúor y microorganismos. El agua del grifo no es agua pura, por lo que siempre debes utilizar un filtro. Las mejores opciones son filtro de carbono u ósmosis inversa. Tienes dos posibilidades: o te consigues un filtro o el filtro serás tú.

Evita el plástico, ya que los químicos que contiene el plástico (BPA) se sueltan en el agua cuando entra en contacto con calor. Puede ser que tú la tengas en la nevera, pero no sabes si estuvo expuesta a altas temperaturas al ser transportada o almacenada. Y, además, hoy día tenemos un problema medioambiental grave con la acumulación de plástico. Parece ser que hay una aglomeración de plástico y basura a mitad del océano Pacífico del tamaño del estado de Texas.

¿Y EL ALCOHOL?

Durante el programa de desintoxicación es importante evitar el alcohol, ya que es una toxina para el hígado, deshidrata y es azúcar puro, que no puede ser utilizado como energía, así que se deposita como grasa abdominal. Contiene muchas calorías, incrementa las ganas de comer y destruye las células del cerebro. Cuando termines el detox puedes disfrutar de una copa de vino, pero dejemos una cosa clara: el alcohol no es algo saludable, con o sin resveratrol. El 10 por ciento de los cánceres en hombres y el 3 por ciento en mujeres son debidos a la ingesta de alcohol.[45] Limita este consumo a 1 copa por día (2 si eres hombre) un par de veces por semana, y sobre todo toma vino tinto. Si vas a tomar alcohol de alta graduación, por lo menos no le añadas refrescos ni más azúcar. Si bebes el fin de semana, debes tener cuidado porque con 5-6 copas por semana ya entras en la categoría de bebedor crónico y los daños a tu cuerpo son importantes.

VOTA POR LO ECOLÓGICO

Los alimentos ecológicos no han sido rociados con ningún agente químico, no son genéticamente modificados ni pueden tener ningún tipo de pesticida, herbicida ni fungicida. Todos estos productos químicos han sido diseñados para matar organismos vivientes. ¿Y qué somos nosotros? Estos no deberían de ser soltados en el medio ambiente, ni rociados encima de nuestros alimentos. Son dañinos para nuestros cuerpos y para los cuerpos de nuestros hijos. Las compañías de pesticidas se defienden diciendo que la dosis a la que estamos siendo expuestos es una centésima parte de lo que resulta tóxico en estudios con animales, y puede que tengan razón, pero la realidad es que todo va sumando. Si solo fuera un tomate no pasaría nada, pero son todas nuestras frutas y verduras, los ani-

---

[45] M. Schutze *et al.*, «Alcohol Attributable Burden of Incidence of Cancer in Eight European Countries based on Results from Prospective Cohort Study», *BMJ*, 7, abril de 2011.

males tratados con antibióticos y hormonas, el aire contaminado, el agua contaminada, los productos en la piel, etc., etc. Digamos que es un cóctel de productos químicos que van sumando.

Además, a los animales criados de una manera ecológica no se les pueden poner antibióticos ni hormonas. Un estudio midió los niveles de pesticidas en 23 niños después de llevar una dieta convencional durante unos días. En su orina se detectó la presencia de pesticidas. Después, los mismos niños consumieron solamente alimentos ecológicos. Tras varios días, volvieron a medir la cantidad de pesticidas en su orina y todo rastro había desaparecido. Cuando volvieron a la dieta convencional, los niveles subieron de nuevo.[46] En 2014 salió publicado un informe en el *British Journal of Nutrition* en el cual un grupo de científicos, después de haber realizado 343 estudios diferentes, concluyeron que los alimentos ecológicos eran más nutritivos y contenían menos metales pesados que los convencionales. En 2007, un estudio denominado «Quality Low Input Food», que fue durante años financiado por la Unión Europea, concluyó que los alimentos ecológicos son mucho mejores. Uno de sus resultados fue la constatación de que estos alimentos tienen entre un 20-90 por ciento más de antioxidantes.

El cambio no va a venir de los gobiernos ni de las empresas, ya que es muy difícil hacer cambios cuando su salario depende de ello. Tal vez creamos que lo ecológico es más caro, pero tu salud bien vale que inviertas un poco más. Al hacerlo, tus beneficios a largo plazo se duplicarán. Puedes pagar ahora por alimentos

[46] C. Lu, K. Toepel, R. Irish *et al.*, «Organic Diets Significantrly Lower Children´s Dietary Exposure to Organophosphorus Pesticides», *Environmental Health Perspectives*, 114, 6, 1981, pp. 1.191-1.308.

de buena calidad o en un futuro gastar ese dinero o mucho más en hospitales, médicos y medicamentos. La decisión es tuya. La manera más potente que tenemos de marcar la diferencia es votando con nuestro dinero, lo que mueve este mundo capitalista es la oferta y la demanda. Si cada uno de nosotros exigimos alimentos de mayor calidad, por respeto a nosotros mismos, a los animales y al medio ambiente, cada vez habrá más agricultura ecológica y cada vez será más barato.

Los beneficios de los alimentos ecológicos son los siguientes:

- Tienen más minerales.
- La agricultura ecológica es sostenible para nosotros y para el medio ambiente.
- Son más sanos para nuestro sistema endocrino y no alterarán su funcionamiento.
- No tienen pesticidas, herbicidas, fungicidas, hormonas ni antibióticos.

No todo tiene que ser ecológico. El EWG ha hecho una selección de los alimentos más y menos contaminados. Te recomiendo que te familiarices con las listas de abajo y, para comprar ecológico, fíjate sobre todo en la de los más contaminados:

Los 12 alimentos más «sucios»

Alimentos cultivados con más pesticidas.
Ranking de peor a malo:

1. melocotón
2. manzana
3. pimiento
4. apio
5. nectarina
6. fresas
7. cerezas
8. kale
9. lechuga
10. uvas (importadas)
11. zanahoria
12. pera

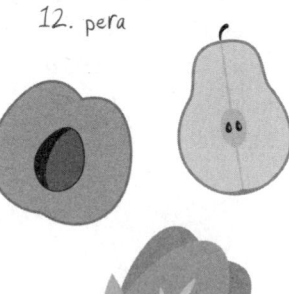

Los 15 alimentos más «limpios»

Alimentos cultivados con menos cantidad de pesticidas.
Ranking de mejor a no tan bueno:

1. cebolla
2. aguacate
3. maíz dulce
4. piña
5. mango
6. espárragos
7. guisantes
8. kiwi
9. repollo
10. naranjas
11. papaya
12. sandía
13. brócoli
14. tomate
15. batata

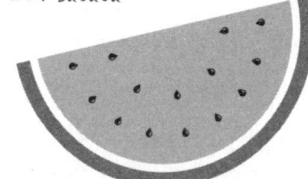

Comienza buscando 5 hábitos que te comprometas a hacer las siguientes 3 semanas. También puedes hacer los tuyos propios, pero tienen que ser específicos, alcanzables y buenos para tu salud. Yo te propongo:

☆ Haz ejercicio 1 día extra a la semana.

☆ Levanta pesas por lo menos 2 veces por semana.

☆ Toma un vaso extra de agua al día.

☆ Consume una ración extra de vegetales al día.

☆ Medita 5 minutos diarios.

☆ Haz una clase de yoga.

☆ Toma zumo verde fresco 1 vez al día.

☆ Ve a una sauna 2 veces por semana.

☆ Escribe 5 cosas por las que estés agradecido por las mañanas.

☆ Sube las escaleras en vez de tomar el ascensor.

☆ Escribe 5 cosas buenas de ti por las mañanas.

☆ Date un masaje linfático 1 vez por semana.

SI EL PROBLEMA NO ES EL HAMBRE, LA SOLUCIÓN NO ES LA COMIDA

Somos la única especie en la tierra que come para tratar de cambiar cómo nos sentimos. Si funcionara no diría nada, pero la realidad es que no solo no funciona, sino que además nos hace sentir peor.

La mayoría de la gente me dice que comen como respuesta a alguna emoción que tratan de evitar, pero creo que lo más correcto es que comen cierto tipo de alimentos en respuesta a una emoción. Piensa cuándo fue la última vez que le oíste comentar a alguien algo de este tipo: «Me siento muy deprimido, me voy a poner morado de zanahorias». ¡Nunca! La gente que come para enmascarar sus emociones normalmente no busca fresas o apios, sino alimentos basura que tienen un efecto de «droga» en el cuerpo como el chocolate, pasteles, tartas, comida rápida y helado. Alimentos que pensamos que van a llenar el vacío que sentimos. Pero no se da cuenta de que son precisamente estos alimentos los que generan el vacío que presumen llenar. Y van a provocar compulsión de querer más y más, jugarán con tus niveles de azúcar en la sangre, crearán un déficit nutricional en tu cuerpo y un apego emocional en tu mente, lo que generará un conjunto muy potente que te hará subirte en la montaña rusa de los alimentos basura.

La realidad es que no hay NINGÚN alimento en la tierra que pueda ayudar a mejorar las emociones o los problemas, por lo que aun después de haberte «permitido» ingerir comida basura, al poco tiempo te sentirás igual o peor que antes de comerla.

Hay que empezar a ser honestos con nosotros mismos. Si estás sentado en tu sofá y estás aburrido, la situación no va a cambiar si te comes una barra de chocolate. La realidad es que cuando te la acabes y sigas sentado en ese sofá vas a seguir aburrido. La próxima vez, mejor sal a dar un paseo, llama a un amigo, lee un libro… Pero no trates de llenar ese vacío con chocolate. Ninguna emoción es la verdadera causa por la cual la gente come compulsivamente; la causa es que nos hemos metido en la cabeza que los alimentos pueden cambiar o eliminar ciertas emociones. Si prescindes de esa creencia, ya no tendrás que comer en dichas situaciones. Por la misma razón, no te inyectarías heroína porque estés aburrido, sabes que no cambiaría la situación y además te traería muchos problemas.

Lo cierto es que estos alimentos no solo no ayudan a mejorar tu estado de ánimo, sino que hacen lo opuesto. Tengo una amiga que fuma compulsivamente, y me dice que lo hace porque está estresada. Por desgracia, no se le ocurre pensar que está estresada porque está fumando. Lo mismo sucede con la comida basura.

El azúcar refinado, la sal y las grasas malas afectan al sistema nervioso, causando irritabilidad, hiperactividad, niveles bajos de azúcar en la sangre y vacíos. Producen estrés en cada uno de los órganos del cuerpo y aceleran el proceso de envejecimiento. Las grasas malas obstruyen las arterias, hacen que las células se adhieran las unas a las otras y las ahogan por falta de oxígeno. Esto, sin duda, va a afectar tu estado de ánimo. Solo piensa en todos los niños que ves en el supermercado pegando gritos porque quieren su siguiente dosis de azúcar, y dime que eso no afecta al comportamiento humano.

Si tienes antojos

Primero bebe un vaso de agua. Si no se te quita... toma una fruta. Si no se te quita, piensa: ¿qué me está pasando?, ¿estoy aburrida, angustiada, triste, ansiosa? Hazte consciente de tu emoción, háblalo, escribe y trata de canalizarla de otra manera que no sea a través de unas galletas. ¿Estás aburrida? Sal a dar un paseo. ¿Estás triste? Cuenta cómo te sientes. ¿Estás angustiada? Conversa con alguien de mucha confianza o ve al gimnasio.

La *depresión* es un exceso de pasado, la *ansiedad* un exceso de futuro y la *obsesión* un exceso de presente.

Para recordar

☆ No elimines, sustituye.

☆ ¿Sabes cuál es el mejor ejercicio? ¡El que te guste! Lleva un estilo de vida activo, sube las escaleras, camina al trabajo, baila en la sala, juega con tus hijos, ¡muévete! El sistema linfático es uno de los órganos de desintoxicación y si tú no te mueves, él tampoco.

☆ Por las noches, mientras duermes, el cuerpo se desintoxica ya que la digestión «el mayor ladrón de energía» está en pausa. El *Beauty Sleep* es necesario, pues por la noche el cuerpo repara el colágeno y secreta hormonas reparadoras.

☆ Cuando estás estresado, el cuerpo entra en estado catabólico puesto que busca sobrevivir al mamut que te viene persiguiendo y los efectos de estrés crónico son desastrosos para tu salud y belleza.

☆ Consume 8 vasos de agua filtrada todos los días, sobre todo por las mañanas y entre comidas.

☆ Apoya la agricultura y ganadería ecológica, ya que así evitarás pesticidas, herbicidas y plaguicidas que aumentan la carga tóxica que tu cuerpo luego tiene que eliminar diariamente.

☆ Si el problema no es el hambre, la solución no es la comida.

LO QUE HAY EN LA COCINA DETOX

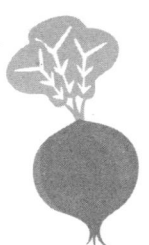
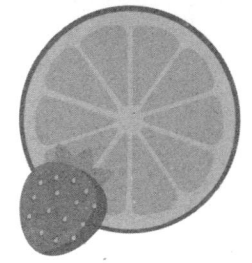
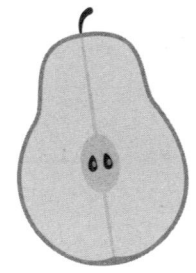

MIS ELEMENTOS ESENCIALES EN LA COCINA

Mejor es la salud que nunca se perdió.

SÉNECA

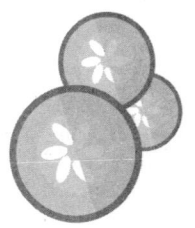

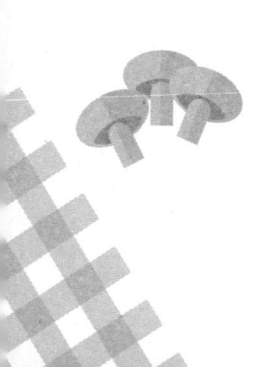

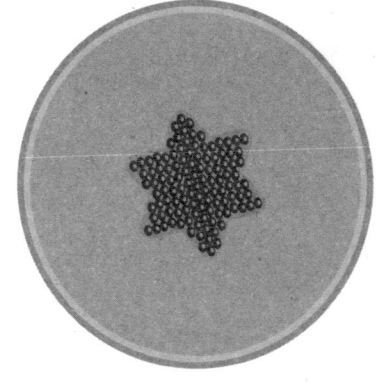

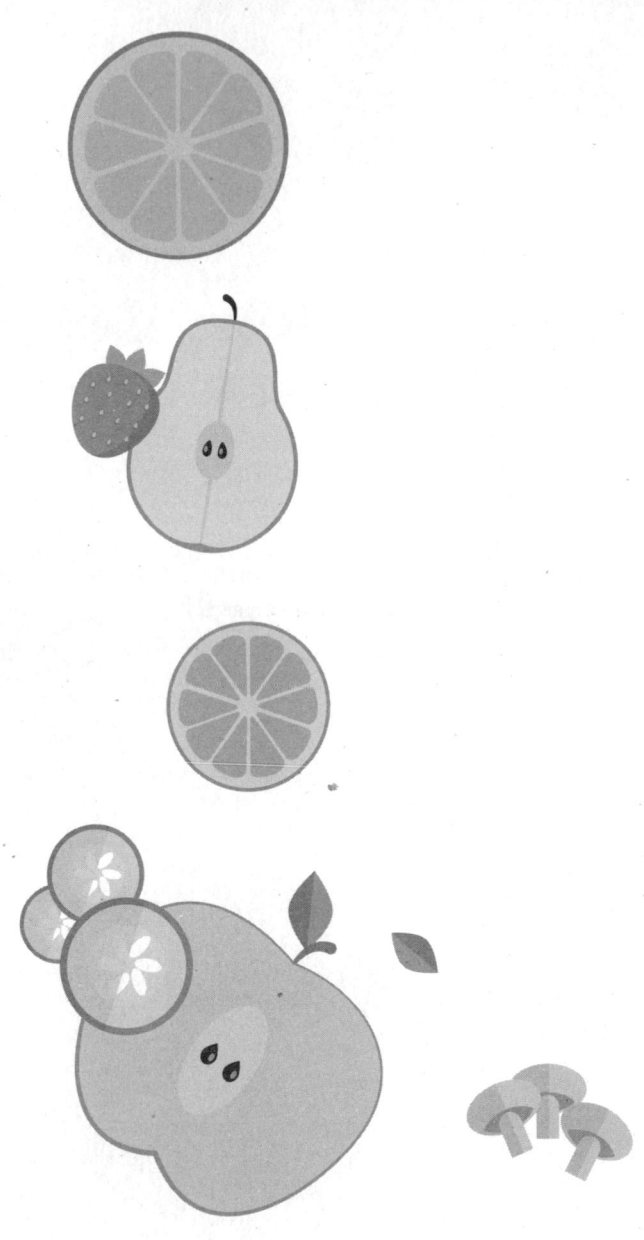

INGREDIENTES FUNDAMENTALES

Todo cambio requiere su tiempo; no quiero que tires lo que tienes en tu cocina y compres todo nuevo. Ve poco a poco. Con los superalimentos yo comencé con la chía y el cáñamo y poco a poco fui comprando más. Lo mismo con lo demás. La primera fase (transición) está diseñada para que no tengas que comprar nada nuevo ni «raro», sino para que lo hagas con lo que puedes encontrar en cualquier supermercado. Ten paciencia, los cambios necesitan tiempo, la salud se construye. Nada es de un día para otro. Haz lo mejor que puedas con lo que tengas. Siempre puedes adaptar las recetas cambiando un ingrediente por otro. Si tienes arroz integral y no mijo, usa el arroz. Si tienes leche de coco en vez de almendra, utiliza la de coco. Si tienes semillas de sésamo en vez de calabaza, da igual. ¿Tienes mango en vez de piña? ¡Adelante! ¿No tienes levadura nutricional? No pasa nada, no se la pongas. Adapta las recetas a tus posibilidades.

Vinagre de manzana: el vinagre de manzana es un ingrediente genial. Es una gran alternativa para el vinagre balsámico, porque es muy alcalinizante y muy bueno para problemas digestivos. Te recomiendo beber un chupito por las mañanas o mezclado en agua con limón. Por lo general lo uso en ensaladas.

Leche de coco: la leche de coco es una de las cosas más deliciosas que existen. Me encanta lo cremosa que es, lo que la convierte en una gran alternativa a la leche de vaca que normalmente tomamos. Yo la uso sobre todo con mis copos de avena, en mis *smoothies* o para hacer un curry con garbanzos y verduras.

De todas formas, la mantequilla de coco es diferente a la leche de coco. La mantequilla es totalmente sólida, nada líquida, mientras que la leche es líquida.

Aceite de coco: otro miembro importante de la familia del coco es el aceite, uno de los ingredientes más versátiles que existen y uno de mis favoritos desde siempre. Os prometo que se puede utilizar para cualquier cosa: desde belleza, para el pelo, hasta para cocinar y hacer repostería. Te lo recomiendo también como desmaquillante y como marscarilla hidratante. Es genial como alternativa al aceite de oliva, para asar las verduras, si estás buscando un sabor más intenso, o si eres deportista de alto rendimiento, una cucharadita antes de hacer ejercicio te dará mucha energía.

Si eres alérgica a los frutos secos, es estupendo como alternativa a las cremas de frutos secos, porque le da al *smoothie* la misma cremosidad.

Aunque es alto es grasas, ese tipo de grasas son realmente buenas y especialmente importantes para que la piel brille y para el balance hormonal.

Fruta congelada: puedes congelar la fruta para hacer tus batidos, ya que sustituye al hielo. Recuerda: los batidos se sirven siempre muy fríos. Yo compro fruta en temporada y la congelo en pequeñas bolsas

Pasta sin gluten: como ocurre con la harina sin gluten, no me refiero a la pasta de maíz, ni a la de arroz blanco, ni a los productos refinados que ya vienen preparados, hablo de la pasta de quinoa, trigo sarraceno o arroz integral.

Tanto la pasta de quinoa como la de arroz integral están deliciosas, y os prometo que no las distinguiréis, porque el sabor y la textura es la misma, ¡sobre todo si le pones salsas ricas! Yo siempre tengo todo eso en casa, así puedo preparar comida.

Cereales: mis cereales básicos son: arroz integral, quinoa amaranto, mijo, trigo sarraceno y avena. Tengo tarros grandes de cristal llenos en mi cocina, y así nunca me quedo sin ellos siempre que necesito hacer una comida rápida, Siempre intento cocinar cada semana una buena cantidad de arroz integral, quinoa o trigo sarraceno, y así luego solo tengo que calentarlo, le añado tahini, tamari, verduras, el zumo de un limón o una lima, además de una lata de alubias, y un aguacate machacado, y tengo una comida deliciosa en solo 5 minutos.

La avena y el arroz integral son más fáciles de hacer, porque se encuentran en cualquier supermercado, la quinoa también se vende ya en casi cualquier sitio, pero para el trigo sarraceno normalmente hay que ir a tiendas especializadas o comprarlo online.

Dátiles medjool: son un ingrediente mágico para hacer repostería, y a la vez un *snack* buenísimo, por eso me gusta tener siempre en casa. Aunque, cuidado, tampoco digo que te comas 10 dátiles, tienen mucho azúcar y, si quieres bajar de peso, mejor limítalos.

Tienen un sabor especialmente dulce, muy parecido a un caramelo, así que, si alguna vez necesito algo dulce y no tengo, siempre puede coger un puñado. Una de las cosas que más me gusta hacer es quitarles el hueso y rellenarlos con crema de algún fruto seco, hacedme caso, está muy bueno. Eso sí, los dátiles medjool son más caros que los dátiles normales, pero merecen la pena, porque son más suaves y dulces.En los *smoothies* puedes utilizar o un dátil o medio plátano.

Frutos secos: no solo están buenísimos, y por eso son muy buenos como *snacks*, sino que, en menos de 5 minutos, los puedes convertir en un aperitivo dulce muy rico, básicamente añadiendo dátiles, por ejemplo, *brownies*, que se hacen solo con frutos secos, dátiles y cacao.

La mantequilla-crema de frutos secos es siempre algo bueno para añadir a cualquier *snack* o desayuno, porque le da un gran sabor, buena textura y muchas proteínas, grasas buenas y vitaminas, que realmente aumentan nuestro nivel de energía.

Recuerda siempre comprarla cruda y sin sal. Compra nueces, avellanas, anacardos, almendras, pistachos, etc. Puedes agregar una cucharadita a tu batido o comerte una como *snack*.

Aceite de oliva: que sea siempre virgen extra y prensado en frío. Ya conoces esos aceites tan maravillosos que hay en España. Utiliza una cucharada (no más) para aliñar tus ensaladas. Como aderezo añade tahini, limón, vinagre y tamari.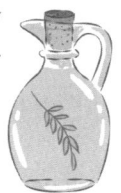

Legumbres: las legumbres forman siempre parte de mi cocina, por la misma razón que los cereales: añaden sustancia a cualquier comida al instante. Yo siempre tengo alubias, garbanzos y lentejas en conserva en mi despensa (bote de vidrio siempre), porque solo tengo que abrir, escurrir el agua, enjuagar y ya está la comida lista, ¡así de fácil! Les agrego quinoa, verduras, espinaca y aguacate y tengo una ensalada rica en 5 minutos.

Los garbanzos son esenciales para mí, porque con ellos preparo un *hummus* en un par de minutos. En realidad, cualquier legumbre es energizante, porque están llenas de vitamina B, proteínas y hierro, elementos esenciales para un cuerpo y una mente sanos.

Semillas: siempre es bueno tenerlas en casa porque aportan salud, textura y alegría a los platos. Te recomiendo comprar semillas de lino, sésamo y pipas de girasol (crudas), ponerlas en un bote de vidrio y guardarlas en la nevera para añadir una cucharadita a tus ensaladas.

Contienen calcio, fibra, nutrientes y omega 3.

Pasta de miso y tamari: el tamari se diferencia de la salsa de soja en que no tiene gluten (y normalmente tampoco otros aditivos); esa es la razón por la que yo lo utilizo. Cualquier receta que veas que lleve soja puedes sustituirla por tamari.

EL EQUIPAMIENTO SIN EL QUE NO PUEDO VIVIR

Hay dos aparatos que son necesarios para este estilo de vida: una batidora y una licuadora. Aparte de esas dos cosas, realmente no precisas nada más, excepto los utensilios habituales de cocina: cuchillos, ollas, sartenes, rallador, tabla de cortar, filtro para hacer leche, colador, etc.

Una batidora necesita líquido para funcionar, y crea un producto cremoso y suave, así que se usa principalmente para los *smoothies* y las sopas.

La licuadora es una gran inversión, pero si tienes que escoger qué comprar primero, la batidora siempre es mejor, porque la utilizarás para muchas más recetas, mientras que la licuadora solo es para zumos, que es genial, pero no tan importante.

Batidora: yo uso la batidora de la marca Vitamix o la Nutribullet. Ambas son muy potentes, así que hacen los *smoothies* más cremosos y suaves y aguantan cualquier cosa que les eches.

Si todavía no eres un fanático de la comida y los *smoothies*, y estás buscando algo sencillo con lo que empezar, compra en Amazon la Nutribullet, cuesta entre 80-100 euros. Si no, hay muchas marcas que tienen batidoras buenas y más baratas. La Vitamix es una batidora profesional y te la recomiendo si pasas mucho tiempo y te gusta la cocina. De nuevo, ya sé que puede parecer caro, pero las batidoras más baratas no son tan potentes, es decir, no pueden convertir las nueces, espinacas o dátiles en algo cremoso, que es imprescindible para cualquier *smoothie*. Hazme caso, los trozos de espinaca no saben bien mientras tomas un sorbo de plátano o mango. Además, cuanto más inviertas ahora, más te va a durar, y menos tendrás que gastarte en el futuro. Pero para empezar, compra la Nutribullet, ya verás qué bien funciona.

Licuadora: busca una licuadora que se limpie fácilmente. Eso es, honestamente, en lo que más me fijo a la hora de adquirirla, porque incluso algunos aparatos muy buenos son una pesadilla para limpiarlos, porque tienen muchas piezas, y la pulpa siempre se queda en alguna de ellas. También ya hay cada vez más lugares donde puedes comprar zumos verdes. Sé que supone un esfuerzo hacer un zumo verde, así que hazlo cuando puedas y compra cuando pases por algún lugar que los vendan. Si quieres que el zumo te dure 2-3 días cómprala con prensado en frío.

EL DETOX COMO
BASE DE TU BELLEZA

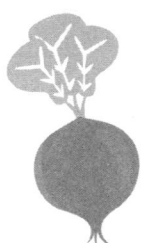
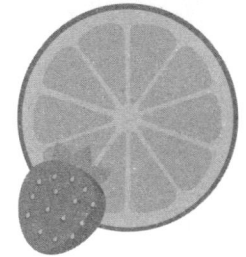
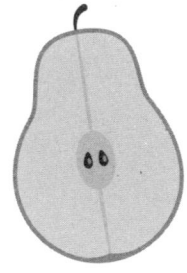

LAS TRES FASES DE DESINTOXICACIÓN

Un viaje de mil millas comienza con el primer paso.

L A O - T S É

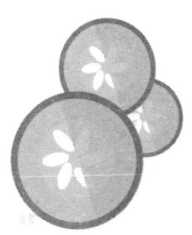
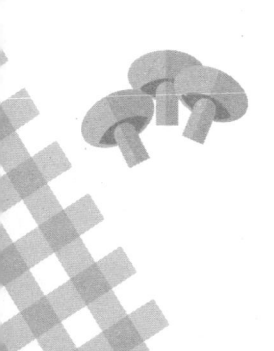
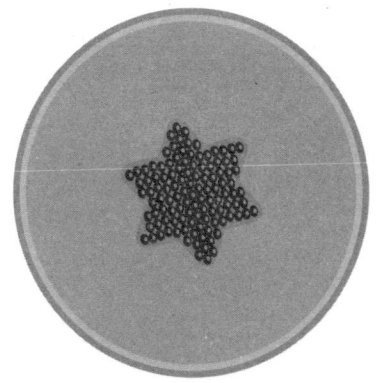

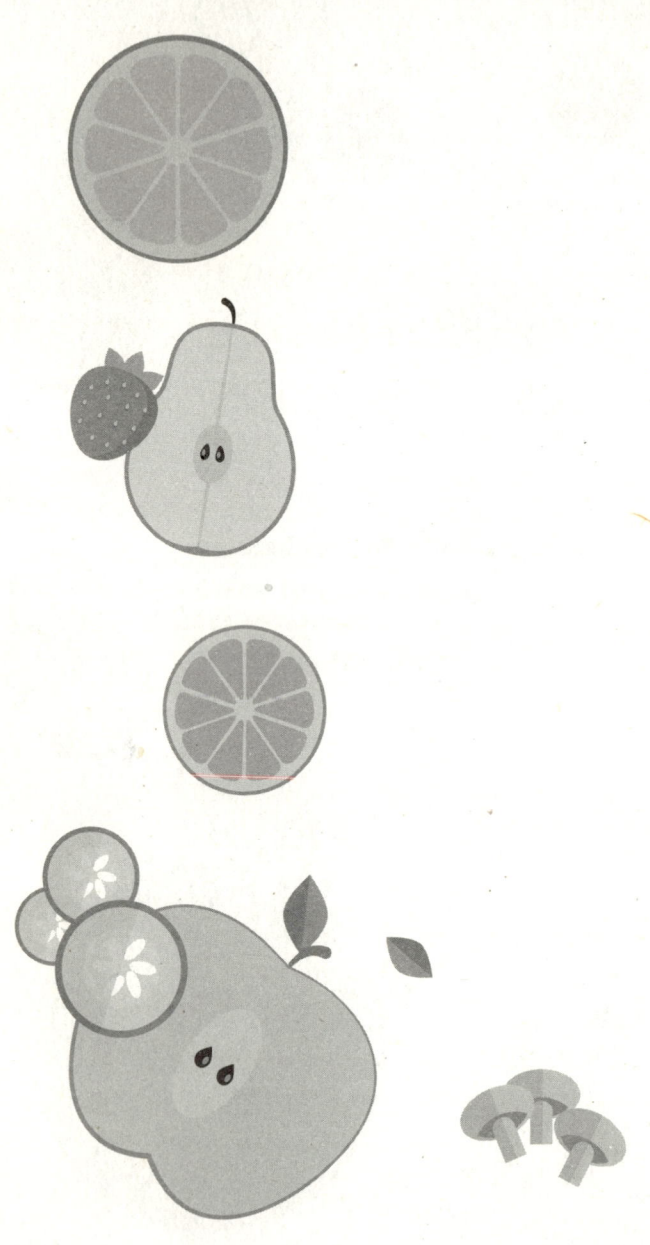

En esta sección encontrarás las tres fases de detox. Con la primera comienza el viaje hacia una vida saludable, mientras le damos tiempo a tu cuerpo para ajustarse. La fase 2 es un poco más avanzada y limitaremos aún más los alimentos de origen animal. En esta fase comenzarás a ver cambios en cómo te ves y te sientes. La fase 3 es la más avanzada, e incluye batidos verdes, programas de zumos y solo debe hacerse en periodos depurativos y adaptándola al nivel que tú creas conveniente. Si no te sientes preparada, no te preocupes, mantente en las fases 1 y 2 hasta que te sientas cómoda.

El programa está diseñado para que, semana a semana, vayas subiendo de nivel: empezar con la fase 1 y subir a la 3 en veintiún días. Aunque está pensado para adaptarse a los gustos y necesidades de cada persona. Si ves que aún no estás lista, puedes comenzar por la fase 1 y quedarte ahí un mes y después subir de nivel.

LA TRANSICIÓN ES IMPORTANTE

Los periodos de transición son importantes. Piensa que llevas las últimas décadas alimentándote de una manera ácida que genera desechos y mucosa que han llenado de residuos y suciedad tu motor. Si llevas comiendo mal mucho tiempo y de repente te pones a tomar zumos verdes, puede ser que la limpieza sea muy fuerte, te siente mal y tenga efectos secundarios como dolores de cabeza, náuseas, mareos, acné o diarrea. Te puedes sentir más hinchada, ya que retendrás líquidos que tu cuerpo necesita para diluir y neutralizar las toxinas. Por eso es importante la transición. Lo que has aprendido no lo debes hacer solo veintiún días para después volver a tus antiguas costumbres. Esto es un estilo de vida, una manera de alimentarte a largo plazo. ¿Qué quieres, verte joven, guapa y saludable durante veintiún días o para siempre? Si es para siempre, no puedes hacer cambios solo en veintiún días. Las toxinas no se irán de tu cuerpo en tan corto espacio de tiempo; hay muchos estudios que demuestran que el proceso puede tardar uno o dos años, y como seguimos viviendo en un mundo contaminado, es un proceso de por vida.

PLAN DETOX BÁSICO

Cada uno de mis lectores tendrá un estilo de vida y alimentación diferente, por lo que no hay una guía exacta para todos. Te recomiendo leer las tres fases y decidir por dónde empezar. Si nunca has hecho nada de esto, comienza en la fase 1 y quédate ahí unas semanas para ver cómo te sientes. Aprende a escuchar a tu cuerpo.

Si estás bajando de peso y sintiéndote de maravilla pero no puedes dejar de pensar en comida y tienes antojos de todo, esto quiere decir que no estás preparada para subir de fase. Los antojos verdaderos (no las adicciones) quieren decir que tu cuerpo no se está adaptando bien, así que permanece en la fase en que estás un poco más de tiempo. Tienes que aprender a diferenciar entre antojo, adicción y el comer emocional.

Haz cosas sencillas, es muy simple. Lo que más necesitamos son verduras de todo tipo y frutas. Es importante que siempre incluyas cosas verdes y que veas la ensalada como un plato principal y no como un acompañamiento. En vez de romperte la cabeza pensando en recetas complicadísimas, aprende a hacer unas buenas ensaladas y en la fase de transición céntrate en ellas.

Los principios de desintoxicación de tu belleza son:

✓ Las verduras verdes, el resto de las verduras y frutas serán la base de tu programa. Cuando no sepas qué hacer, a por ellas.

✓ En la fase 2 empezarás con los batidos y en la fase 3 solo batidos verdes. No los bebas muy rápido ya que pueden causar inflamación en el estómago. Mastícalos y disfrútalos.

✓ Si vas a ir a un restaurante, tómate una tortita de arroz con mantequilla de almendra antes de salir, así no llegarás con hambre y te comerás todo el pan. Que no te pongan pan en la mesa, que te lo vas a comer. En el restaurante pide una ensalada verde grande para empezar y después un pescado a la plancha. También puedes pedir legumbres (¡sin embutidos, por favor!) y todo tipo de verduras.

✓ Hidratos refinados, azúcar refinado y edulcorantes artificiales quedan fuera del menú.

✅ Los lácteos no son parte de tu programa de belleza. Durante 3 semanas no los consumas y comprueba cómo te sientes. Después, si quieres comer algo, la mejor opción es el queso de cabra o de oveja. Sustitúyelos por levadura nutricional.

✅ Come cuando tengas hambre. Si tu cuerpo no te está pidiendo las calorías, significa que no necesita energía y que todo lo que comas se guardará como grasa. Quítate de la cabeza que tenemos que comer 6 veces al día. Si no tienes hambre, no comas.

✅ Ajusta las cantidades de acuerdo a tu nivel de actividad. Si eres una persona sedentaria, utiliza 1 taza, si eres muy activa o haces deporte, aumenta a 2 tazas. Verdes y vegetales sin almidón, ilimitado.

Cuadro de cantidades

☆ Fruta: 3-5 raciones. Un batido te proporciona 2-3.

☆ Vegetales con almidón: 1-2.

☆ Granos alcalinos: 1-2 tazas al día.

☆ Legumbres: 1-2 tazas al día.

☆ Semillas (lino, chia, calabaza y girasol): 1 cucharada al día.

☆ Frutos secos: 5-10.

☆ Aceite: si quieres bajar de peso limítalo a menos de una cucharadita al día.

☆ Pescado salvaje, huevo y pollo ecológico: 1 vez al día, e intenta en las fases más avanzadas consumirlos como máximo 2-3 veces por semana.

FASES DE DESINTOXICACIÓN

Es la fase más sencilla, porque no tienes que comprar equipo de cocina nuevo ni hacer nada muy complicado. Aquí comenzarás a perder peso y a retomar tu energía y vitalidad.

✓ Quedan excluidos: lácteos, gluten, hidratos refinados y azúcar. Edulcorantes artificiales. Refrescos, zumos embotellados. Alimentos para el microondas. Alimentos procesados o empaquetados. Sal de mesa. Alcohol. Grasas refinadas o fritos (menos con coco).

✓ La proteína de animal se come 1 vez al día, preferiblemente por la noche.

✓ Evita comer a media mañana y media tarde. Si tienes hambre, puedes tomar 1 fruta o frutos secos.

✓ Haz 2 comidas vegetarianas al día y por la noche proteína animal con verduras. Puede ser pollo y huevo ecológico o pescado. No tienes que seguir mis recetas; son solo para que tengas algunas ideas.

Menú

para una semana

Primera hora de la mañana:

☆ Agua caliente o del tiempo con limón y 1 suplemento de probióticos.

Desayuno. Opciones:

☆ *Porridge* de avena integral *(rolled oats),* no avena instantánea, con frutos rojos.

☆ 1-2 piezas de pan sin gluten (hecho de trigo sarraceno y mijo) con aguacate.

☆ Avena cruda.

Comida:

☆ Opción cereales y legumbres: puedes usar alguna de las recetas o comer cualquier tipo de legumbre o cereal integral sin gluten (mijo, quinoa, avena, trigo sarraceno o arroz integral), y siempre con muchas verduras.

Cena:

☆ Proteína animal, pescado o huevo. Con una ensalada grande, aguacate (alguna grasa) y muchas verduras.

Antes de dormir:

☆ 4 pastillas de chlorella.

Ahora vamos a subir de nivel y nos adentraremos en un mundo de abundancia nutricional de alimentos que desintoxican y potencian tu belleza. Lo importante es que añadiremos los batidos, lo que hará el proceso de desintoxicación más fuerte al no estar comiendo nada solido por la mañana. Recuerda que, como cualquier cambio, al principio resulta incómodo y echarás de menos masticar, pero en unos días te encantará.

En la fase 2:

✓ Desayunarás batidos todas las mañanas. Te recomiendo empezar por el batido básico. Cuando tengas ese aprendido, puedes alternarlo con el energético. Y al cabo de un tiempo prueba todos los demás.

✓ No consumimos cereales por las mañanas, si no quieres desayunar batido, algún día puedes comer fruta.

✓ Limitaremos aún más los animales, puedes consumir huevo ecológico o pescado 4 veces por semana, por la noche.

✓ Las demás cenas serán vegetarianas, sobre todo a base de quinoa y verduras.

✓ Si tienes antojo de algo dulce, puedes comer una onza de chocolate negro con 70-80 por ciento de cacao o una infusión con leche de almendra.

✓ Intenta consumir lino, chía y cáñamo para que tengas una buena cantidad de omega 3.

✓ Continúa con el vaso de agua con limón por las mañanas.

✓ Sube a 5 pastillas de chlorella.

✓ Introduciremos el zumo verde por lo menos 4 veces a la semana.

Zumo verde

Ahora es el momento de comprar una licuadora, o ir a algún lugar donde vendan zumos verdes ya sea hechos ahi o prensados en frio. En Madrid y México hay muchos lugares o empresas que te los llevan a tu casa o los puedes adquirir en el local. Los zumos frescos contienen una cantidad extraordinaria de nutrientes fáciles de reconocer y absorber para el cuerpo. Olvídate de las 5 raciones de frutas y verduras, necesitamos 7-10, pero como sé que es difícil comerlas, ¡bébelas! Las más importantes, como ya hemos hablado, son las verdes, así que, como no vas a estar como una vaca rumiando hierba todo el día, lo único que tienes que hacer es pasarlas por la licuadora y listo. El zumo verde está cargado de clorofila y antioxidantes que se adhieren a las toxinas y las escoltan hacia la salida. Tu cuerpo no tiene que gastar nada de energía para procesarlo y digerirlo, por lo que podrá usar la energía extra para reparar y reconstruir tu salud. Si no los quieres comprar, necesitas una licuadora y poner:

- ☆ 1 pepino.
- ☆ 2 tallos de apio.
- ☆ 1 manzana verde o pera (solo una ración de fruta, si no es mucho azúcar).
- ☆ 1 limón.
- ☆ (Opcional) verduras de hoja verde, espinaca, brócoli, jengibre.

Si lo haces en casa con una batidora normal, o sea no la prensada en frio, lo mejor es tomarlo en el instante. Si son prensados en frio duran 2-3 días en la nevera.

Menú

A primera hora:

☆ Vaso de agua con limón y 1 pastilla de probióticos. (Para un nivel más avanzado puedes añadir jengibre, cayena o vinagre de manzana).

Desayuno:

☆ Algún batido de color no verde.

Comida:

☆ Cereales y legumbres.

Cena:

☆ Cremas de verduras, pescado, huevo, ensaladas de quinoa o de verduras con aguacate.

Antes de dormir:

☆ 5 pastillas de chlorella.

☆ Si tienes hambre a media mañana o media tarde: 1 fruta, tortita de arroz con mantequilla de almendra, zanahorias y apio con *hummus*, guacamole, zumo verde.

Nota: recuerda beber mucha agua.

Felicidades, ya has llegado a la fase más alta, debes estar orgullosa de ti misma. Como ya te había dicho, esta fase es solo temporal y ha de ser en periodos de 1 semana o 10 días. Lo ideal es hacerlo cuando cambian las estaciones, o sea 4 veces al año. Dentro de esta fase hay dos subfases, una más sencilla y una más avanzada. La fase más avanzada son periodos de ayuno a base de zumos de verduras y un poco de fruta.

Los programas de ayuno

El ayuno con zumos de frutas y verduras se ha puesto muy de moda. Sin embargo, el ayuno forma parte de muchas religiones y culturas tradicionales. Y también de nuestra vida diaria, ya que por la noche estamos «ayunando». El ayuno es importante porque le damos un descanso al sistema digestivo, y como ya vimos, el sistema digestivo es nuestro principal ladrón de energía, así que liberaremos todo ese exceso de energía por unos días para darle la oportunidad a tu cuerpo de desintoxicar, reparar y embellecer. Cada una de nuestros trillones de células está cubierta por una membrana permeable, lo que le permite recibir nutrientes y eliminar desechos. Las membranas se vuelven rígidas, por lo que no pueden desechar toxinas, que se quedarán atrapadas dentro de las células. La mayor causa del endurecimiento de las membranas celulares son los desechos ácidos, que resultan de comer mucha proteína animal, azúcar, gluten, y asimismo del estrés, pensamientos negativos y toxinas medioambientales. Cuando las células no pueden eliminar los desechos, eso afecta a la capacidad que tienen para producir energía. Esto es porque las mitocondrias, nuestras pequeñas fábricas de energía, no pueden producir energía de una manera eficiente. Ahí entran los programas de ayuno con zumos de verduras al rescate, que alcalinizan las células y los líquidos que las rodean, regenerándolas y permitiéndoles deshacerse de los desechos acumulados mientras nos inyectan cantidades extraordinarias de nutrientes, vitaminas y antioxidantes, que neutralizarán y escoltarán a las toxinas fuera del cuerpo. Digamos que permiten a nuestras pequeñas fábricas hacer una limpieza profunda. Otra razón por la que deberíamos hacerlo es para potenciar la pérdida de peso, el cuerpo es muy sabio y si hay muchas toxinas atrapadas en la grasa hará todo lo posible para retener esa grasa y no «soltar» desechos tóxicos, que le harían mucho daño. Esto se traduce en que en esta situación es difícil bajar de peso. Por eso un programa de detox, dándole un respiro a tus canales de desintoxicación, hace que puedan tener el tiempo y la energía para buscar toxinas atrapadas, neutralizarlas y sacarlas. Esto, poco a poco, propiciará un cuerpo más limpio y listo para quemar grasa acumulada.

Seguramente estás pensando: «¿¿Tres días sin comer??». ¡No pasa absolutamente nada! Es algo que se lleva haciendo miles de años; es más, un animal, cuando está enfermo, no come porque el cuerpo es sabio y necesita recuperarse. Un hombre de unos 70 kg con 15 de grasa tiene aproximadamente 135.000 calorías en grasa como reserva de energía y además los zumos te van a proporcionar glucosa pura que, como ya sabes es LA fuente de energía. O sea que sin energía SEGURO que no te vas a quedar.

Constantemente nos bombardean con anuncios que nos dicen que necesitamos comer a todas horas o de lo contrario moriremos de desnutrición y de agotamiento. Eso no es verdad. Sucederá todo lo contrario, al cabo de unos días recuperarás tu energía, tu piel brillará, dormirás mejor, tu cuerpo se quiere limpiar y te lo agradecerá. Tus antojos desaparecerán y tendrás más tiempo para centrarte en otras cosas que no son la comida, tu vida no girará alrededor de ella. Es un tiempo de crecimiento personal, de disciplina y de poder hacer lo que nos diferencia de los demás mamíferos, que es nuestra capacidad de hacer un sacrificio, no solo seguir nuestros instintos, para alcanzar una meta. Alguna vez, en algún monasterio, escuché a un monje decir: «A través de la abstinencia, lo que está débil, cansado y enfermo se fortalece». Y así es, estarás orgulloso de ti mismo, te sentirás tan bien y te verás tan bien que lo querrás volver a hacer. Si esto no fuera verdad, no habría compañías nuevas de zumos detox abriendo cada 5 minutos por todos lados. Al volver de Los Ángeles y Nueva York, ya me di cuenta de que no hay cafeterías comerciales, hay *juice bars*. Bienvenidos al futuro.

Depende de tu nivel y de tus objetivos, puedes hacer de 3-5 días de ayuno. Si nunca lo has hecho, empieza por 3, que es lo que yo recomiendo. Hoy más que nunca hay una corriente muy fuerte en muchas ciudades europeas y norteamericanas de zumos prensados en frío. En Madrid, en Estados Unidos, en Londres, en Ciudad de México, veo cada vez más lugares que los venden. Busca uno preferiblemente ecológico y que utilice poca fruta. A veces te los sirven a domicilio. Lo único que quisiera aclarar es que los zumos deben ser de verduras y una fruta. Si es un zumo de piña, manzana, naranja y espinaca tiene más gramos de azúcar que un refresco.

Ya sea antes o después sigue con la fase 3. Lo ideal es hacer 3-5 días de la fase 3 antes de los zumos.

En la fase 3:

- Probarás los batidos verdes por la mañana.
- En la comida puedes tomar quinoa, mijo, trigo sarraceno, calabaza, boniato, amaranto y mucha verdura. Grasas como los aguacates, semillas y aceitunas están permitidas y deben consumirse, las legumbres no.
- Ya sea por la mañana o por la tarde, tomarás un zumo verde. Lo ideal sería por la mañana y por la tarde.
- Por las noches, 3 veces por semana, puedes consumir huevo ecológico o pescado con ensaladas grandes o sopa de verdura. Los otros días las cenas serán verduras y ensaladas de quinoa.
- Subimos a 6 pastillas de chlorella.
- Que no se te olviden las semillas como el lino, chía y cáñamo por el omega 3.
- Continúa con el agua con limón por la mañana, ahora sí recomiendo añadir jengibre, cayena o vinagre de manzana.

Menú

A primera hora:

☆ 1 vaso de agua con limón, cayena y jengibre.

Desayuno:

☆ Batido verde (hay dos recetas).

Comida:

☆ Cereales sin gluten como el mijo, quinoa, amaranto, trigo sarraceno o hidratos como la calabaza, boniato. Ensalada.

Cena:

☆ Pescado o huevo. Quinoa, verduras, aguacate. Trata de veganizar más la dieta

Antes de dormir:

☆ 6 pastillas de chlorella.

Recetas

Desayuno

CÓMO HACER LECHE VEGETAL

Todo el mundo piensa que la leche vegetal es complicadísima de elaborar y que no compensa porque requiere mucho tiempo y esfuerzo. Yo viví engañada muchos años con este pensamiento hasta que un día en un *juice bar* en Gstaad (Suiza), vi cómo la hacían y, para mi sorpresa, ¡era lo más rápido y sencillo del mundo! No tardas más de unos 5 minutos y te dura 2-3 días en la nevera.

Puedes usar almendras, anacardos, nueces de macadamia, avena, coco, quinoa, cáñamo, etc. En realidad, lo que quieras, siempre que recuerdes que por cada porción de fruto seco debes de utilizar 4 dc agua.

A continuación, te explico cómo hacerla y también indico ejemplos de diferentes leches de sabores. Confía en mí, una vez que aprendas, no volverás a comprar una en *brick*.

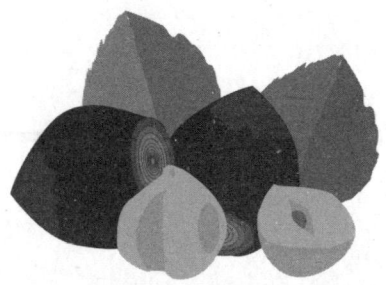

Leche vegetal de almendra y anacardo

Es sin duda mi favorita, ya que combinada con vainilla, canela y dátil sabe realmente deliciosa.

INGREDIENTES (PARA 4 TAZAS)

- 1 taza de almendras o anacardos crudos (es importante que sean siempre crudos, ya que los frutos secos tostados se oxidan al someterlos a temperaturas altas). Dejarlos a remojo en agua la noche anterior.
- 4 tazas de agua filtrada.
- 1 pizca de sal del Himalaya o de mar.
- ¼ de cucharadita de canela.
- 1 cucharada de vainilla.
- 1 dátil (acuérdate de quitarle la parte dura de dentro, o provocarás un desastre en la batidora).

Preparación

Mete todos los ingredientes en la batidora y mézclalos durante un par de minutos. Después fíltralo con una red para leches, para que salga solo el líquido. Guarda el resultado en una botella de vidrio.

Smoothies
y
desayunos

Mi batido verde (nivel avanzado)

INGREDIENTES

- 1 taza de agua fría.
- 1 taza de agua de coco.
- ½ taza de espinaca cortada.
- ½ taza de lechuga romana cortada.
- ¼ de tallo de apio.
- ½ manzana verde.
- ½ plátano congelado.
- ¼ de taza de pepino.
- Zumo de ½ limón.
- 2 nueces de Brasil.
- 1 pizca de cayena.
- ½ cucharadita de canela.
- 1 pizca de cúrcuma.

Consejo para tu salud

El agua de coco es la mejor bebida para hidratar, contiene mucho potasio y electrolitos.

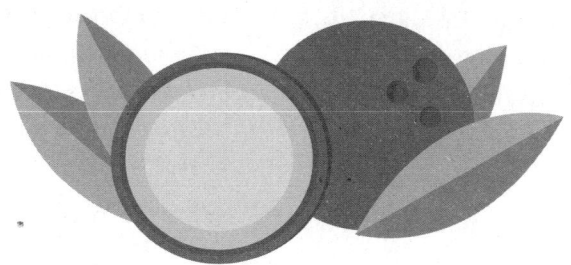

Verde que te quiero verde (nivel avanzado)

INGREDIENTES

- 2 tazas de agua fría (también puede ser agua de coco).
- ½ taza de espinaca cortada.
- ½ taza de lechuga romana cortada.
- ¼ de taza de tallo de apio cortado.
- ½ plátano.
- ½ pera pequeña.
- Zumo de ½ limón.
- 1 cucharadita de canela.
- (Opcional) 1 cucharadita de cúrcuma.

Smoothie básico

INGREDIENTES

- 2 tazas de leche vegetal sin azúcar.
- Plátano (1 si eres hombre, ½ si eres mujer).
- 1 puñado de frutos rojos.
- 1 cucharada de semillas de cáñamo.
- 1 cucharada de semillas de chía.
- 1 cucharadita de manteca de coco o de almendra (si no tienes manteca, puedes usar 5 frutos secos crudos).
- Espinaca (unas 7 hojas de espinaca baby).
- (Opcional) vainilla.

Batido de la belleza

INGREDIENTES

- ½ taza de leche de coco.
- 1 taza de agua.
- 1 puñado de espinacas.
- ½ taza de fresas y arándanos.
- 2 dátiles.
- 1 cucharadita de espirulina.
- 1 cucharada de cacao.
- 1 cucharada de semillas de chía.
- 1 cucharadita de semillas de calabaza.
- ½ cucharadita de vainilla.
- 1 pizca de canela.
- (Opcional) 1 cucharada de acai.

Malteada de cúrcuma

INGREDIENTES

- 1 cucharadita de cúrcuma.
- ½ -2 tazas de leche de coco.
- ½ plátano.
- 1 cucharadita de mantequilla de almendra.
- 1 cucharada de chia.
- ¼ de extracto de vainilla.
- 1 pizca de canela.
- Sal del Himalaya.
- Pimienta.

Smoothie con vitamina C

INGREDIENTES

- 2 vasos de agua muy fría.
- 1 mango.
- 1 naranja o mandarina pequeña, pelada y sin semillas (muchos de los nutrientes se encuentran en la parte blanca pegada a la monda, si se lo puedes dejar, mejor. Quita la parte blanca dura de dentro si quieres).
- ¼ de zanahoria.
- 1 cucharadita de cúrcuma (puede ser en polvo o ½ dedo pequeño de la raíz).
- ½ cucharadita de camu camu.
- 1 cucharada de mantequilla de coco.

Consejo para tu salud

Las semillas de chia contienen grandes cantidades de omega 3, fibra y calcio. Si tienes estreñimiento, mezcla semillas de chia en un vaso de agua, espera una hora hasta que se forme un gel y luego bébetelo. Funciona como una escoba en el intestino.

Smoothie energético

INGREDIENTES

- 2 tazas de leche de almendra.
- 1 cucharada de mantequilla de avellana.
- Plátano (1 si eres hombre, ½ si eres mujer). O un dátil.
- 1 cucharada de polvo de cacao crudo (si te gusta que sepa más a chocolate le puedes poner 1 cucharada más).
- ½ cucharadita de canela.
- 2 cucharadas de semillas de cáñamo.
- (Opcional) cacao nibs y coco deshidratado para decorar.
- (Opcional) 1 cucharadita de maca.

Malteada de fresa

INGREDIENTES

- ½ taza de fresas congeladas.
- 2 tazas de agua muy fría (si queda muy espeso le puedes poner más agua, también puedes usar leche de almendra).
- Unos 5 anacardos (en México: nuez de la India).
- ½ plátano congelado.
- Vainilla en polvo.
- (Opcional) ½ cucharada de bayas de goji.

Batido fuente de la juventud

INGREDIENTES

- 2 tazas de agua de coco o leche vegetal (más o menos, depende de cómo te guste).
- 1 taza de frutos rojos congelados.
- 2 fresas congeladas.
- ½ plátano congelado.

- 2 cucharadas de semillas de cáñamo.
- 1 cucharadita de mantequilla de coco.
- 1 cucharada de acai.
- (Opcional) ½ cucharada de camu camu para una dosis extra de vitamina C.

Consejo para tu salud

La canela ayuda a estabilizar los niveles de azúcar e insulina en la sangre.

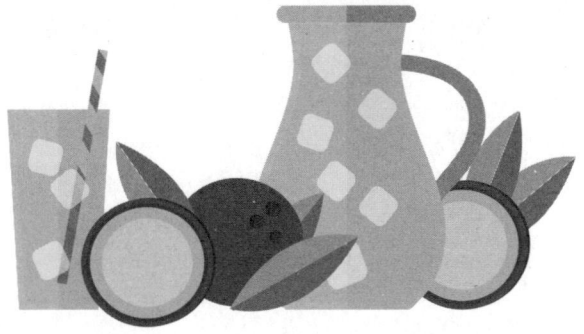

Avena

INGREDIENTES

- 1 taza de avena integral (preferiblemente sin gluten).
- 2½ tazas de agua o de leche de soja.
- ½ manzana roja.

- 1 dátil.
- ½ cucharada de vainilla.
- 1 pizca de sal.
- 1 pizca de canela.
- 1 cucharada de semillas de cáñamo.

Puedes servirlo por encima con plátano, frutos rojos, algo de mantequilla de frutos secos, semillas, bayas de goji, nibs de cacao...

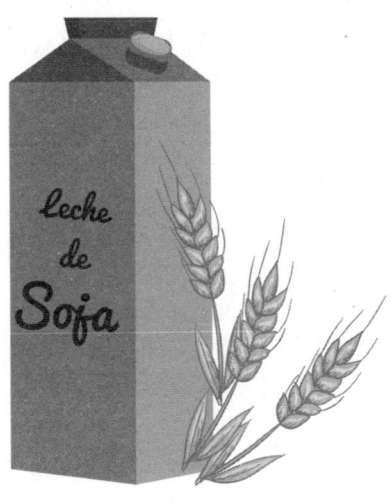

Avena cruda

INGREDIENTES

- 1 taza de avena integral.
- 1½ taza de leche de almendra o coco.
- ¼ de taza de semillas de chía.
- 1 plátano grande machacado.
- ½ cucharadita de canela.
- Vainilla al gusto.
- Se puede servir con frutos rojos.
- (Opcional) semillas de cáñamo/hemp. Si tienes, es bueno que le pongas ya que proporciona proteína.

Preparación

En un plato hondo mezcla la avena, la leche, las semillas de chía, el plátano, la canela y la vainilla. Cúbrelo y déjalo enfriar en la nevera por la noche para que se haga más espeso. Por la mañana mézclalo con fruta y semillas de cáñamo/hemp.

Consejo para tu salud

Asegúrate de no comprar avena porcesada e instantánea, busca avena entera e integral.

Legumbres y granos

Sopa de alubias (frijoles) negras con quinoa

INGREDIENTES (PARA 4 PERSONAS)

- ½ taza de quinoa, lavada previamente.
- 3 tazas de alubias (frijoles) negras, ya cocidas, o 2 latas de alubias bajas en sodio y sin sal añadida, escurridas. 1 cebolla mediana picada.
- 1 pimiento verde picado.
- 1 pimiento rojo picado.
- 3 dientes de ajo picados.
- 1 tomate picado.
- 1 cucharadita de comino en polvo.
- 2 cucharaditas de chile en polvo. También puedes utilizar chipotle.
- ¼ de cucharadita de pimientos rojos machacados.
- 1 zanahoria grande picada.
- 5 tazas de caldo vegetal sin glutamatos.
- ¼ de cilantro picado.
- 1 cucharada de zumo de limón.
- 1 aguacate cortado.
- (Opcional) 4 tazas de brotes de espinaca.

Preparación

En un cazo, calienta 2-3 cucharadas de agua junto con la cebolla y el pimiento verde y deja que se haga unos 5 minutos, o hasta que estén tiernos, añadiendo más agua si fuera necesario, para que no se pegue. Añade el ajo y déjalo 30 segundos, hasta que notes que coge aroma. Entonces incorpora el tomate, el comino, el chile en polvo y el pimiento rojo y deja que se haga unos 2-3 minutos, hasta que el tomate esté blando.

Agrega la zanahoria y el caldo y llévalo a ebullición, incluye la quinoa, remueve y tápalo, dejándolo que cueza unos 10 minutos. Añade las espinacas y remueve hasta que se termine de hacer. Apártalo del fuego e incorpora el zumo de limón y el cilantro, mezclándolo todo. Sírvelo con el aguacate como guarnición.

Consejo para tu salud

No te olvides de remojar la quinoa para remover los antinutrientes que pueden dificultar su digestión, como los oxalatos.

Arroz salvaje con garbanzos

INGREDIENTES (PARA 2-3 PERSONAS)

- 2 tazas de arroz salvaje.
- 1 lata de garbanzos.
- 1 pimiento amarillo.
- 1 pimiento naranja.
- 1 pimiento rojo.
- 1 manojo de apio.
- 1 zanahoria.
- 1 cebolla roja.
- ½ diente de ajo machacado.
- ¼ de taza de aceite de oliva virgen extra.
- 3 cucharadas de salsa de soja ecológica o, aún mejor, tamari.
- Zumo de 5 limones.
- Sal marina.

Preparación

Cuece el arroz salvaje en cuatro tazas de agua. Mientras el arroz se cuece, pica finamente en dados los pimientos, el apio, la zanahoria y la cebolla. Mezcla el zumo de los limones, el aceite de oliva, el ajo machacado, la salsa de tamari o soja ecológica y la sal en un bol. Cuando se haga el arroz, mézclalo con las verduras, los garbanzos y el aderezo preparado antes.

Consejo para tu salud

¿Sabías que los pimientos tienen más vitamina C que las naranjas? La vitamina C es un antioxidante muy potente que además fortalece el sistema inmunológico.

Ensalada mexicana de frijoles

INGREDIENTES (PARA 4 PERSONAS)

- 1 taza de frijoles.
- 1,8 litros de agua.
- 1 cucharada de vinagre de manzana.
- 1 cebolla roja cortada en cuadraditos.
- 1 aguacate maduro.
- ¼ de taza de cilantro fresco picado.
- 10 tomates cherry cortados por la mitad o un tomate mediano cortado en cubitos.
- 2 cucharaditas de sal marina.
- Zumo de 1 lima.
- ¼ de taza de aceite de oliva virgen extra.

Preparación

La noche anterior, pon los frijoles en remojo en 1 litro de agua con el vinagre de manzana, por lo menos durante 8 horas. Cuela y escurre los frijoles y colócalos en una olla con lo que queda de agua; llévalo a ebullición y luego baja el fuego, para que se haga a fuego lento hasta que los frijoles estén tiernos, unos 20 minutos. Cuela de nuevo los frijoles y escúrrelos. Deja que se enfríen a temperatura ambiente. En un bol grande, mezcla los frijoles ya enfriados con la cebolla, los tomates, el aguacate, el cilantro, la sal, el zumo de lima y el aceite. Sazona más si fuera necesario y sírvelo.

Secreto detox

El cilantro y el perejil poseen cualidades depurativas, se atan a metales pesados y toxinas para ayudar a expulsarlas.

Batatas con coco

INGREDIENTES (PARA 4 PERSONAS)

- 2 batatas grandes.
- 1 lata de leche de coco.
- 2 latas de tomate (400 ml cada una).
- 2 berenjenas.
- 1 bolsa de espinacas.
- 1 lata de garbanzos (400 g).
- 4 cucharadas de puré de tomate.
- 4 cucharadas de vinagre de manzana.
- 4 cucharaditas de cúrcuma.
- 4 cucharaditas de comino.
- 1 cucharadita de pimienta cayena.
- Cilantro fresco.
- Vinagre.
- ½ cucharadita de aceite de coco.
- (Opcional) arroz integral o quinoa para servir.

Preparación

Corta la batata en pequeños cubos y cuécela 15 minutos; corta también la berenjena en cubitos. En otra olla agrega el puré de tomate, vinagre, las especias y la sal con un poco de aceite de coco, y caliéntalo 1 o 2 minutos o hasta que empiece a hervir. En este momento agrega la leche de coco, tomates, berenjena, batata, sal y pimienta. Llévalo a ebullición y luego baja la llama a fuego medio durante 45 minutos. Agrega las espinacas y los garbanzos y deja cocer otros 15 minutos. Para terminar, pica el cilantro y espolvoréalo por arriba. Se puede completar con quinoa o arroz integral.

Lentejas a la boloñesa

INGREDIENTES (PARA 2 PERSONAS)

- 2 tazas de lentejas rojas lavadas y escurridas.
- 2 cucharaditas de aceite de coco.
- 1 cebolla finamente picada.
- 1 tallo de apio finamente picado.
- 3 zanahorias grandes, peladas y picadas.
- 1 diente de ajo picado.

- 1 lata de pasta de tomate.
- 1 lata de salsa de tomate/tomate triturado.
- 2 latas de tomates enteros.
- 2 manojos de albahaca.
- 1 cucharadita de orégano.
- ¼ de cucharadita de bicarbonato.
- Sal y pimienta al gusto.
- 2 tazas de agua.

Preparación

Calienta el aceite en una sartén grande. Añade cebolla, apio y las zanahorias. Cocina, mueve si es necesario, hasta que la cebolla esté transparente y el apio y la zanahoria blanditas, aproximadamente 5-10 minutos. Agrega el ajo y remueve durante 30 segundos. Añade la pasta de tomate y remueve 1 minuto. Incorpora la salsa de tomate con los tomates picados con su jugo, la albahaca, orégano, bicarbonato, sal y pimienta al gusto. Echa las lentejas y el agua. Hierve a fuego lento, removiendo ocasionalmente hasta que las lentejas estén cocidas, aproximadamente de 20 a 30 minutos.

Lentejas sazonadas

INGREDIENTES (2-3 PERSONAS)

Para las lentejas

- 1 paquete de lentejas, escurridas y ya coladas.
- 1 diente de ajo.
- 2 cucharadas de zumo de limón.
- 2 cucharadas del sofrito (o más si te gusta sabroso).
- 1 pimiento rojo pequeño, sin semillas y cortado.
- 1 pimiento verde pequeño, sin semillas y cortado.
- 1 cucharada de vinagre de manzana.

Para el sofrito

- 1 cebolla roja, pelada y cortada en cuadraditos.
- 2 pimientos verdes grandes, sin semillas, y cortados en cuadraditos.
- 1 lata de salsa de tomate.
- ½ cucharadita de orégano.
- ½ cucharadita de tomillo.
- 1 cucharada de vinagre de manzana.
- 1 cucharada de amaranto.

Preparación

Haz primero el sofrito. Corta todos los ingredientes y mézclalos en una batidora. Cuando esté listo, guárdalo en un recipiente de cristal, bien tapado. Pon las lentejas en una olla con suficiente agua para que queden cubiertas. Llévalo a ebullición y deja que se hagan, hasta que las lentejas estén tiernas, unos 15 minutos. Cuélalas y escúrrelas con agua fría, deja que se consuma toda el agua. En una sartén, sofríe con el aceite de oliva el ajo hasta que esté tostadito pero sin quemarse. Añade el pimiento rojo, el verde, y cocínalo a tu gusto. Añade el vinagre y las lentejas y revuelve todo durante 2-3 minutos, ¡ya está listo!

Puedes tomar este plato tanto frío como caliente, de día o de noche. Las lentejas están más buenas cuanto más tiempo hayan estado macerando. Añade una cucharadita de aceite de oliva cada vez que te sirvas una ración. También le va bien la cayena.

Puedes sustituir el aceite de oliva por aceite de coco o de almendras, y también los pimientos por cualquier otra verdura que te guste.

Consejo para alcalinizar

El vinagre de manzana es mucho mejor opción que el balsámico, ya que ayuda a desatascar y alcalinizar.

Verduras asadas con hummus

INGREDIENTES (PARA 2 PERSONAS)

Para las verduras

- 700 g de verduras de raíz, tipo remolacha, zanahorias, nabo, nabo blanco, cortadas en trozos grandes.
- 3 cucharaditas de sal marina.
- ½ taza de aceite de oliva virgen extra, y un poco más para aliñar luego.

Para el hummus

- 1½ taza de garbanzos ya cocidos.
- 1 cucharadita de comino.
- ¼ de taza de tahini.
- 3 cucharadas de zumo de limón.
- De ½ a ¾ de taza de agua.
- (Opcional) 1 diente de ajo.

Preparación

En un bol grande, pon las verduras cortadas, con 2 cucharaditas de sal marina y suficiente aceite para que queden bien cubiertas. Después, colócalas en una bandeja de horno y ásalas hasta que estén bien tiernas, unos 30-40 minutos.

Mientras que se hacen las verduras, prepara el *hummus*: en una batidora mezcla los garbanzos, el comino y el ajo, hasta que los garbanzos se liguen. Retíralos bien con una espátula. Añade el *tahini*, el zumo de limón y la ½ taza de aceite de oliva y vuelve a pasar todo por la batidora, añadiendo un poco de agua, si fuera necesario, hasta que quede una mezcla consistente y cremosa.

Coloca el *hummus* en el centro de una fuente, y, cuando las verduras estén listas, ponlas alrededor. Decora con el perejil y sirve.

Nota: también se puede agregar medio aguacate maduro en la preparación del *hummus*.

Consejo para tu salud

Puedes hacer *hummus* de chipotle, aguacate, cúrcuma y prácticamente de todo lo que se te ocurra.

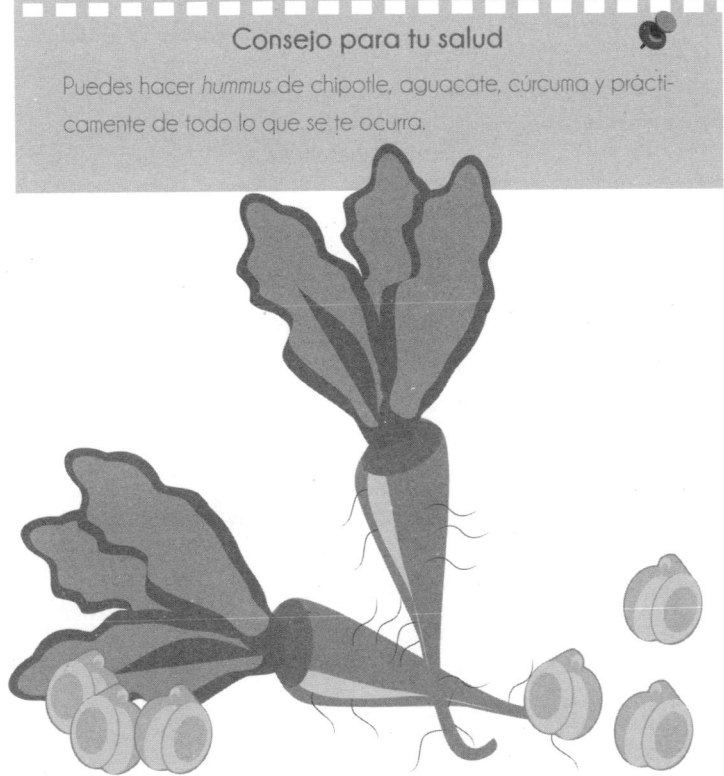

Bol mexicano de quinoa

INGREDIENTES (PARA 2 PERSONAS)

Para la crema de anacardos

- 1 taza de anacardos.
- Zumo de 1 limón.
- 1 cucharada de tamari.
- Sal y pimienta al gusto.

Para la quinoa

- 1 taza de quinoa.
- Zumo de 1 limón.
- Sal y pimienta al gusto.

Para el guacamole

- 2 aguacates.
- 1 tomate cortado en trozos pequeños.
- Zumo de 2 limas.
- Sal y pimienta al gusto.
- Un poquito de aceite de oliva o aceite de aguacate (para intensificar el sabor).
- (Opcional) 1 chile jalapeño, sin semillas, y cortado muy fino.
- (Opcional) ½ manojo de cilantro.

Para la salsa

- 1½ de tomates.
- Zumo de 1 lima.
- 3 cucharadas de aceite de oliva virgen.
- Sal y pimienta al gusto.

Para las alubias

- 1 lata de alubias pintas (unos 800 g).
- 1 diente de ajo pelado.
- Aceite de oliva.
- Sal al gusto.

Preparación

Pon en remojo en agua fría los anacardos durante 4 horas. Cuélalos. En una batidora, mezcla los anacardos, el tamari, el zumo de limón, sal, pimienta y 150 ml de agua, hasta conseguir una pasta que esté suave y cremosa. Puede llevarte un par de minutos.

Pon la quinoa en un colador y pásala por agua fría, hasta que el agua que suelta salga totalmente limpia. Después, hazla en una sartén con 2 tazas de agua hirviendo, sal, pimienta y el zumo de limón.

Deja que la quinoa hierva 1 o 2 minutos y después que se haga a fuego lento, alrededor de 15 minutos, hasta que toda el agua se haya evaporado y la quinoa esté blanda.

Corta los aguacates por la mitad, quítales la pulpa y ponla en un bol. Machácalos con un tenedor, añade los tomates, el jalapeño, el zumo, el cilantro, la sal y la pimienta.

Corta los tomates de la salsa primero en 4 partes y luego en cuadraditos y ponlos en un bol, cubiertos con el zumo de lima, el aceite, la sal y la pimienta.

Cuela las alubias, ponlas en una sartén, con el ajo, un poco de aceite y una pizca de sal. Dóralas unos minutos.

Para servir, pon la quinoa en medio del bol, luego añade la crema de anacardos, las alubias, la salsa y el guacamole.

La lima y el limón son dos de los mejores alimentos para el hígado con sus cientos de enzimas.

Buñuelos de quinoa y cúrcuma

INGREDIENTES (PARA 6 PERSONAS)

- 1 taza de quinoa.
- 2 cucharaditas de cúrcuma.
- 1 boniato grande.
- 2 limones.
- 4 cucharadas de mantequilla (o crema) de almendras.
- 2 cucharadas de tomate triturado.
- 8 cucharadas de harina de trigo sarraceno o de arroz integral.
- Aceite de oliva/coco.
- Sal al gusto.
- Pimienta.

Preparación

Pela el boniato, córtalo en rodajas finas, hiérvelo durante 20 minutos, hasta que esté realmente tierno. Mientras se hace, pon la quinoa en un colador y pásala por agua fría, hasta que el agua que suelta salga totalmente limpia. Después, hazla en una sartén con 2 tazas de agua hirviendo, sal, pimienta y el zumo de limón.

Deja que la quinoa hierva 1 o 2 minutos y después que se haga a fuego lento, alrededor de 15 minutos, hasta que toda el agua se haya evaporado y esté blanda.

Cuela el boniato cuando esté tierno y mézclalo en una batidora, junto con la mantequilla (crema) de almendras, el tomate, la harina, la cúrcuma, el aceite, la sal y la pimienta, hasta que quede cremoso.

Precalienta el horno a 200º (si es de aire, a 180º).

En un bol, mezcla la quinoa ya preparada (asegúrate de que no tiene nada de agua) con el mix de boniato y remueve bien todo hasta tener una pasta compacta.

Engrasa una bandeja de horno y haz pequeños buñuelos en forma de círculo con la masa, de manera que te salgan alrededor de doce. Hornea durante 20 minutos, hasta que los buñuelos estén bien compactos. Puedes comerlos así o pasarlos por la sartén con un poco de aceite, unos 2 minutos por cada lado, para que sean más crujientes.

Truco: si eres alérgica a los frutos secos, puedes sustituir la crema de almendras por tahini.

Consejo para tu salud y belleza

La cúrcuma es un alimento de la medicina ayurvédica utilizado como antiinflamatorio y antioxidante y para limpiar la sangre y disminuir el acné.

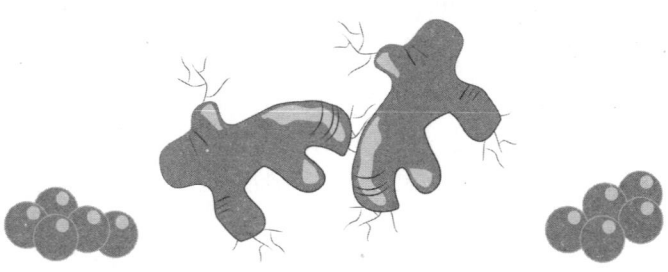

Tallarines de arroz estilo mediterráneo

INGREDIENTES (PARA 2 PERSONAS)

- 1 paquete de tallarines de arroz.
- 2 o 3 cucharadas de aceite de coco.
- Judías verdes sin hebras.
- Unos 10 tomates cherry partidos por la mitad.
- ¼ de taza de aceitunas negras sin hueso.
- De 6 a 8 hojas de albahaca.
- Zumo y ralladura de 1 limón.
- De 1 a 2 cucharaditas de sal marina.
- Pimienta al gusto.

Preparación

Pon el agua a hervir y al primer hervor introduce los tallarines. Apaga el fuego y déjalos en agua hasta que se conviertan en transparentes y de consistencia chiclosa, aproximadamente 4 minutos. Cuando estén listos, escúrrelos bien en agua fría y luego ponlos en un bol aparte, rociados de aceite de oliva.

Mientras se hacen los tallarines, hierve 4 tazas de agua con sal y a la vez ten listo un bol de agua fría cerca. Escalda las judías verdes en el agua hirviendo, hasta que estén tiernas y brillantes, unos 2 minutos, después ponlas inmediatamente en el bol de agua fría, para cortar la cocción. Escurre las judías y córtalas en tiras finas.

Añade las judías, los tomates, aceitunas, albahaca, el zumo y la ralladura de limón, la sal y la pimienta a los tallarines y remueve para que todo ligue bien. Sazona al gusto y sirve.

Curry tailandés de coco

INGREDIENTES (PARA 2 PERSONAS)

- 400 ml de leche de coco.
- 400 g de tomates en lata.
- 1 trozo de jengibre pelado y picado.
- 1 cucharadita de curry en polvo

- ½ calabaza.
- 1 berenjena mediana (unos 300 g).
- 1 manojo de cilantro.
- 3 cucharaditas de miso.
- Arroz integral para acompañar.
- Sal y pimienta al gusto.

Preparación

Precalienta el horno a 200º (si es de aire, a 180º). Pon en una sartén la leche de coco, los tomates, el jengibre y el curry, con un poco de sal y pimienta y deja que se caliente hasta que hierva. Mientras se hace, pela y corta la calabaza y las berenjenas, y añádelas a la sartén. Deja que la mezcla se haga en el horno 30 minutos y, entonces añade el miso y vuelve a ponerlo en el horno otros 30 minutos; estará listo cuando la calabaza esté tierna. Sírvelo con arroz integral. Lo que sobre puedes conservarlo en la nevera o el congelador, en un recipiente hermético.

Truco: puedes sustituir las verduras por otras que tengas en casa; con coliflor, garbanzos, calabacines o boniato está delicioso.

Pasta con tomate

INGREDIENTES (PARA 2 PERSONAS)

- 300 g de pasta de arroz integral o quinoa.
- 250 g de tomates cherry.
- 200 g de tomates en lata.
- 2 cucharadas de puré de tomate (tomate triturado).
- 3 cucharadas de vinagre de manzana.
- 1 cucharada de tamari.
- 400 g de alubias negras.
- ½ bolsa de espinacas.
- 1 calabacín pelado y en trozos.
- Sal y pimienta al gusto.

Preparación

Cocina la pasta, y mientras se hace, prepara la salsa. Corta los tomates cherry en 4, ponlos en una sartén con los tomates de lata, el tomate triturado, el vinagre de manzana y el tamari, y sal y pimienta al gusto. Deja que se haga a fuego lento durante 5 minutos. Escurre y cuela las alubias, y añádelas a la sartén, junto con las espinacas y el calabacín si los usas. Cuando la pasta esté lista, mézclala con la salsa.

Truco: prueba a añadir cualquier verdura que tengas en casa: zanahorias, champiñones, es una manera muy buena de usar las sobras de la verdura.

Consejo para tu salud

Cuando cocinas el tomate sale a relucir el licopeno, un antioxidante muy potente sobre todo contra el cáncer de próstata.

Ensalada de lentejas y calabacín

INGREDIENTES (PARA 2 PERSONAS)

- ½ taza de lentejas.
- 2 calabacines medianos.
- 1 aguacate.
- 4 cucharadas de aceite de oliva.
- Zumo de 4 limas.
- 1 manojo de semillas de calabaza.

Preparación

Pon las lentejas en un cazo con agua, para que cuezan 10 minutos. Después deja que se hagan a fuego lento 30 minutos, hasta que estén tiernas, pero no deshechas. Si queda algo de agua, cuélalas y escúrrelas bien. Mientras se enfrían, pela los calabacines en tiras finas, con la ayuda de un pelador. Quita las hojas de menta de sus tallos y pícalas o córtalas muy finas. Corta los aguacates en trozos pequeños. Pon las lentejas, las tiras de calabacín y los aguacates en un bol, y rocíalos con aceite y el zumo de lima, mezcla todo bien y añade las semillas de calabaza.

Truco: prueba a añadir otros ingredientes a la ensalada. Queda bien con granada, menta, anacardos o champiñones cortados en tiras finas. Así cambias cada vez.

Sopa con poder detox

INGREDIENTES (PARA 4 PERSONAS)

- 1½ taza de garbanzos cocidos o 1 lata de garbanzos (lavados y escurridos).
- 1½ taza de alubias cocidas o 1 lata de alubias (lavadas y escurridas).
- ¾ de taza de lentejas crudas (lavadas y escurridas).
- 1 taza de arroz integral o salvaje, ya cocido.
- 2 tazas de cebolla cortada en dados (aproximadamente 1 cebolla mediana).
- ¾ de taza de apio (incluidas las hojas) cortado en dados (aproximadamente 2 tallos largos).
- 4 tazas de tomates cortados en dados.
- 4-8 cucharadas de cilantro picado.
- ½ -1 taza de perejil picado.
- 2½ litros de caldo de verduras.
- 2 cucharaditas de aceite de coco.
- 1 cucharadita de cúrcuma.
- ¼ de cucharadita azafrán.
- 1 cucharadita de jengibre fresco.
- 1 cucharadita de canela.
- 1 cucharadita de pimienta negra.
- Sal marina al gusto.

Preparación

Calienta el aceite en una sartén a fuego bajo. Añade la cebolla y sofríe unos 5-10 minutos, removiendo hasta que esté suave y empiece a tostarse. Agrega la cúrcuma, el azafrán, el jengibre, la canela y el apio y vuelve a sofreír otros 3 minutos. Incorpora los tomates y continúa cocinando durante 5 minutos. Añade el caldo de verduras, las lentejas, los garbanzos y las alubias blancas.

Cuécelo a fuego lento y salpimienta al gusto, comprobando si las lentejas están en su punto. Tienen que estar tiernas. Cuando ya estén listas, añade el arroz, el cilantro y el perejil. Pruébalo y si fuera necesario, añade lo que necesites.

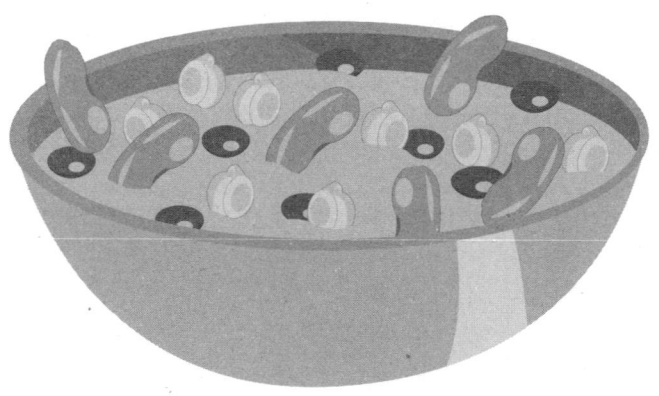

Hamburguesa de mijo

INGREDIENTES (PARA 2 PERSONAS)

- 3 tazas de mijo cocido.
- Sal.
- Pimienta.
- ½ cebolla rallada.
- ½ zanahoria rallada.

- 1 cucharadita de mostaza orgánica.
- 3 cucharadas de perejil picado.
- Un poco de aceite de coco para freír.

Preparación

Amasa el mijo cocido junto a la cebolla y la zanahoria, salpimentando al gusto, con las manos húmedas hasta que se forme una pasta. Con la masa, crea la forma redonda de la hamburguesa a tú gusto y fríe con poco aceite durante 3-4 minutos cada una o hasta que estén doradas.

La hamburguesa vegetariana puedes servirla con ensalada y alguna salsa natural como la salsa de soja tamari. Le puedes añadir *hummus* o aguacate.

Hummus

INGREDIENTES (PARA 2 PERSONAS)

- 1 lata de garbanzos.
- ⅓ taza de tahini (lo encuentras en la zona de los frutos secos o en tiendas ecológicas).
- 2-3 dientes de ajo, pelados y cortados.
- Zumo de 1-2 limones.
- 1 cucharada de comino.
- Aceite de oliva.
- Sal marina y pimienta al gusto.
- (Opcional) chipotle mexicano.
- (Opcional) ½ cucharada de cilantro.

Para *hummus* rojo, añadir ¼-½ taza de pimiento rojo; para hacerlo verde, aguacate y si lo quieres rosa, remolacha.

Preparación

Haz un puré con todos los ingredientes en la batidora, hasta que esté suave y cremoso. Está muy rico con *crudités* de zanahoria, apio, calabacín, judía verde, pimiento rojo y amarillo, pepino, brócoli, coliflor o tomates cherry.

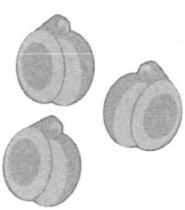

Sopa de calabaza y jengibre

INGREDIENTES (PARA 5 PERSONAS)

- 2 cucharaditas de jengibre pelado y picado.
- 2 calabazas peladas y cortadas en dados.
- 2 tazas de agua.
- 2 tazas de leche de soja ecológica, almendra o cáñamo sin azúcar.
- 3 tazas de caldo vegetal bajo en sodio y sin sal añadida.
- 3 zanahorias cortadas en rodajas finas.
- 5 tallos de apio cortados en rodajas finas.
- 2 cebollas cortadas por la mitad.
- 285 g de shiitake, champiñones ostra o champiñón común, cortados y sin tallos.
- 1½ taza de alubias blancas ya cocinadas o 1 lata de alubias blancas, bajas en sodio y sin sal añadida, escurridas.
- ⅛ de cucharadita de cayena.
- (Opcional) 170 g de kale o brotes de espinacas.

Preparación

Mezcla el agua, la leche, el caldo, las zanahorias, las cebollas, el apio, el jengibre y la calabaza en una olla. Tápalo y deja que se haga a fuego lento durante 30 minutos o hasta que las verduras estén tiernas.

En una batidora o robot de cocina, vete mezclando todos los ingredientes hasta que quede cremoso. Cuando tengas toda la sopa entera lista, vuelve a ponerla en el cazo; añade los champiñones, las alubias y la cayena, dejándolo de nuevo que se haga a fuego lento unos 20 minutos. Añade el kale o las espinacas y deja que se termine de hacer hasta que la verdura esté lista.

Quinoa

Lo ideal es dejarla en remojo por la noche para que desaparezcan los antinutrientes que la hacen un poco difícil de digerir. Si haces eso, quedará lista en 5-10 minutos.

INGREDIENTES (PARA 1 RACIÓN)

- ⅓ de taza de quinoa (90 g).
- 1 pizca de sal de mar o del Himalaya.
- (Opcional) zumo de 1 limón o 1 lima.
- (Opcional) ½ cucharadita de tamari.

Preparación

Pon la quinoa en un colador y enjuágala con agua fría, hasta que el agua salga totalmente limpia. Colócala en una sartén, con una taza (300 g) de agua hirviendo. Mézclala con el zumo de limón o la lima, el tamari y la sal.

Deja que la quinoa hierva 1 o 2 minutos, y luego que se haga a fuego lento unos 10-15 minutos, tapada, hasta que el agua se haya evaporado y quede esponjosa pero no blandengue. Deja que se enfríe antes de guardarla en un envase hermético y consérvala durante 1 semana en la nevera.

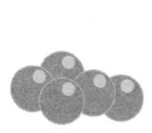 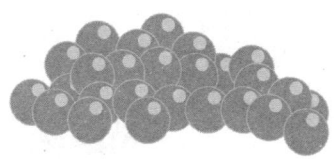 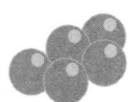

Trigo sarraceno

INGREDIENTES (PARA 1 RACIÓN)

- ⅓ de taza de arroz integral (90 g).
- Zumo de 1 limón o 1 lima.
- 1 pizca de sal del Himalaya o de mar.
- (Opcional) 1 cucharadita de tamari.

Preparación

Pon el trigo sarraceno en un colador y enjuágalo con agua fría, hasta que el agua salga totalmente limpia. Colócalo en una sartén, con una taza (300 g) de agua hirviendo. Mézclalo con el zumo de limón o la lima, el tamari y la sal.

Deja que el trigo hierva 1 o 2 minutos, y luego que se haga a fuego lento unos 10-15 minutos, tapado, hasta que el agua se haya evaporado y quede ligeramente crujiente, pero no demasiado, ni pastoso. Deja que se enfríe antes de guardarlo en un envase hermético y consérvalo durante 1 semana en la nevera.

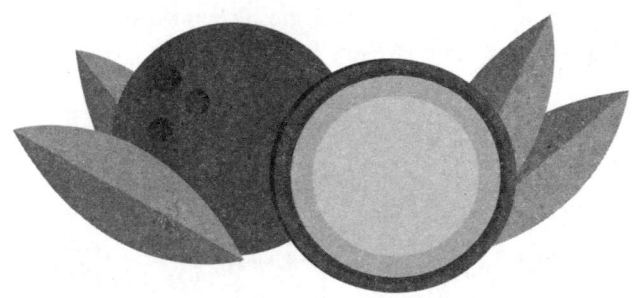

Arroz integral

INGREDIENTES (PARA 1 RACIÓN)

- ⅓ de taza de trigo sarraceno (65 g).
- 1 pizca de sal del Himalaya.
- (Opcional) zumo de 1 limón o 1 lima.
- (Opcional) ½ cucharadita de tamari.

Preparación

Pon el arroz en una sartén, con 1½ taza (450 g) de agua hirviendo. Mézclalo con el zumo de limón o la lima, el tamari y la sal. Lleva el arroz a ebullición y deja que hierva 5 minutos, y luego que se haga a fuego lento unos 45 minutos, tapado, hasta que el agua se haya evaporado y el arroz esté suave pero no pastoso. Tendrás que removerlo de vez en cuando, y añadirle agua durante la cocción; asegúrate de que nunca se queda sin agua mientras se hace.

Cuando ya se haya hecho, y no quede nada de agua en la sartén, le puedes echar un poco de aceite de oliva, que le da un sabor delicioso, y hace que el arroz no se quede pegajoso. Deja que se enfríe antes de guardarlo en un envase hermético y consérvalo durante 1 semana en la nevera.

Truco: en los 2 últimos minutos de cocción, apaga el fuego y deja que el agua se evapore. Eso hará que los granos no se peguen a la sartén ni se quemen.

Verduras

Verduras de la huerta especiadas

INGREDIENTES (PARA 4 PERSONAS)

- 1 pimiento rojo picado.
- 2 tazas de cogollos de coliflor.
- 1 calabacín cortado en rodajas.
- 1 taza de brócoli.
- 1 cebolla cortada en media luna.
- 1 taza de champiñones cortados en rodajas.
- ¼ de taza de aceite de oliva virgen.
- 2 dientes de ajo picados.
- 1 cucharada de zumo de limón.
- 1 cucharadita de tomillo fresco.
- 1 cucharada de albahaca fresca picada.
- Sal y pimienta al gusto.

Preparación

En un recipiente para cocinar al vapor añade el pimiento, la coliflor, el calabacín, el brócoli y las cebollas, asegurándote de que no tocan el agua. Cúbrelo y déjalo al vapor entre 3 y 5 minutos. No las hagas demasiado, tienen que estar crujientes.

Mientras se hacen las verduras, mezcla el ajo, zumo de limón, tomillo y albahaca en un bol. Bate todo junto el aceite de oliva, sal y pimienta al gusto.

Cuando estén listas las verduras, ponlas en un plato y añade la salsa. Sírvelo templado.

Ensalada de boniato

INGREDIENTES (PARA 8 PERSONAS)

- 680 g de boniatos pelados y cortados en rodajas finas.
- 6 o 7 tazas de caldo vegetal sin glutamatos.
- ½ taza de cebolla picada.
- ⅛ de taza de apio picado.
- 3 cucharadas de puerros cortados en rodajas finas.
- 2 dientes de ajo picado.
- 1 rama de canela.
- ¼ de cucharadita de nuez moscada.
- ½ taza de leche de almendra.
- 1 cucharadita de sal.
- 1 cucharadita de pimienta blanca.
- 2 cucharadas de salvia cortada finas.
- ¼ de taza de arándanos.
- Canela para decorar.
- (Opcional) ¼ de taza de semillas de calabaza.

Preparación

Calienta ¼ de taza de caldo en un cazo a fuego medio. Saltea las cebollas, el apio y los puerros unos 2 minutos. Añade el ajo y saltea otro minuto. Incorpora 2 tazas de caldo, los boniatos, la canela y la nuez moscada, y llévalo a ebullición. Después baja el fuego y deja que se haga a fuego lento unos 10 minutos o hasta que esté tierno. Quita la rama de canela. Vete poniendo cantidades pequeñas en la batidora hasta que todo esté cremoso.

Vuelve a poner la sopa en el cazo, añade la leche de almendras, y el caldo que necesites hasta que tenga la consistencia que te guste. Sazona con sal y pimienta.

Sirve la sopa en pequeños boles, con las semillas de calabaza, la salvia y los arándanos, y decorada con la canela.

Consejo para tu salud

El boniato es mejor opción que la patata ya que contiene grandes cantidades de fibra y antioxidantes de la familia de los beta-carotenos, los precursores de la vitamina A.

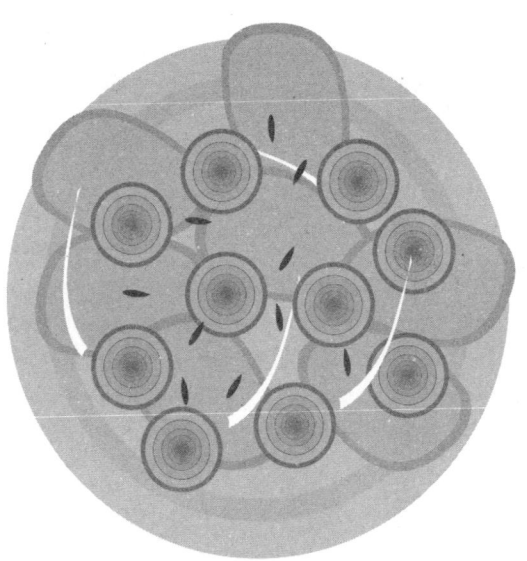

Salteado de verduras con almendras

INGREDIENTES (PARA 4 PERSONAS)

- 2 tallos de apio cortados en diagonal en rodajas finas.
- 1 cebolla cortada por la mitad en rodajas finas.
- 1 zanahoria pelada y cortada en media luna.
- 180 g de brócoli.
- 1 pimiento verde o amarillo, sin pepitas, y cortado en tiras.
- 6 champiñones, sin tallos y cortados muy finos.
- 3 cebollas francesas cortadas en diagonal en rodajas finas.
- 1 cucharada de leche de coco para cocinar.
- 1 cucharadita de aceite de sésamo.
- 1 cucharada de aceite de oliva.
- Raíz de jengibre pelado y cortado en tiras.
- 2 dientes de ajo machacados.
- 75 g de almendras sin tostar.
- 50 ml de agua (o más, si lo necesitas).
- 2 cucharadas de tamari.
- 1 puñado de albahaca.
- 1 puñado de perejil.
- (Opcional) jalapeño.
- (Opcional) 450 g de tofu ecológico en dados.

Preparación

Pon en una sartén antiadherente grande o un wok, el aceite de oliva y el de sésamo, a fuego medio. Añade el apio, las cebollas y las zanahorias y saltéalos durante 2 minutos. Incluye el brócoli, el pimiento y el tofu si lo tienes y cocina otros 2 minutos, después añade el jengibre, el ajo, el jalapeño y los champiñones y sigue cocinando todo.

Finalmente agrega las almendras, el agua y el tamari y deja que se haga hasta que las verduras estén tiernas y doradas. Agrega la leche de coco. Sírvelo con las cebollas francesas y el perejil.

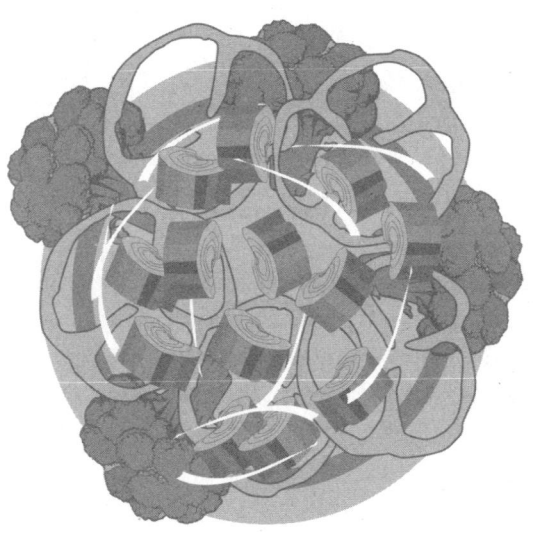

Ensalada antioxidante

INGREDIENTES (PARA 4 PERSONAS)

- 1 manzana verde, sin el corazón y cortada en cuadrados.
- ½ taza de semillas de granada.
- 4 tazas de mezcla de lechugas.
- ½ taza de nueces molidas sin tostar.
- 2 pepinos cortados en rodajas finas.
- ¼ de taza de aceite de oliva virgen.
- 2 cucharadas de vinagre de vino.
- ½ taza de cúrcuma.
- 1 diente de ajo picado.
- 1 aguacate cortado en cuadrados.
- (Opcional) 1 cucharadita de miel.
- (Opcional) 2 tazas de kale picado.

Preparación

En un bol grande, pon la manzana, la granada, el kale, la mezcla de lechugas, las nueces y el pepino. En otro bol, mezcla el aceite de oliva, el vinagre, el ajo y la miel si la usas. Bátelo hasta que esté cremosa. Mezcla bien ambas cosas y repártelo en cuatro platos, decorados con el aguacate.

Quinoa detox

INGREDIENTES (PARA 1-2 PERSONAS)

- 1 taza de quinoa.
- ½ taza de perejil.
- Zumo de 1 limón.
- 1 diente de ajo machacado.
- 1 cucharada de aceite de oliva.
- Sal marina para sazonar.
- Añade las verduras que quieras (cebolla morada, pimientos amarillos, rojos y verdes cortados en pequeños cuadrados).

Preparación

Pon a remojo la quinoa en agua de 1 a 8 horas. Limpia, enjuaga y cuélala. Métela en una olla con agua y sal y llévala a ebullición. Baja el fuego y cuécelo a fuego lento tapado, hasta que absorba toda el agua (unos 15 minutos). No remuevas la quinoa mientras se está cociendo. Para saber si está hecha, ladea la sartén y asegúrate de que ya no cae el agua. Quita la tapa y déjala reposar entre 5 y 10 minutos.

Mezcla el resto de ingredientes en un bol. Revuelve bien. Sírvelo templado o a temperatura ambiente.

Ensalada otoñal

INGREDIENTES (PARA 2 PERSONAS)

- 1 boniato cortado en cuadraditos.
- 3 cucharadas de aceite de coco.
- Sal y pimienta.
- 1 pizca de canela.
- 2 cebolletas.
- 1 manojo de kale.
- 2 pellizcos de sal marina.
- 1 cogollo de lechuga.
- Zumo de ½ limón.
- 1½ cucharada de levadura nutricional.
- ¼ de taza de almendras.
- ¼ de taza de pulpa de granada.
- ½ aguacate cortado.

Para la salsa

- ½ taza de aceite de oliva.
- 1 cucharada de tahini.
- 2 cucharaditas de mostaza.
- 1 cucharadita de miel.
- Zumo de ¼ de limón.
- 2 pellizcos de sal marina.
- ½ cucharada de eneldo.

Preparación

Lleva a ebullición 5 vasos de agua, añade el boniato cortado en cuadraditos y cuécelo a fuego lento durante 12-14 minutos o hasta que esté tierno. Una vez listo, ponlo en un bol y añade aceite de coco, sal, pimienta y una pizca de canela.

Corta en dados las cebolletas y ponlas en un bol. Quita los tallos del kale y córtalo en trozos muy pequeños. Pon las cebolletas y el kale en una olla y rocíalos con las 2 cucharadas de aceite de coco. Cocínalos a fuego medio, hasta que el kale comience a reblandecerse. Añade entonces la sal marina y remueve todo bien. Después, quita el kale de la olla y ponlo en una ensaladera.

Corta los dos cogollos de lechuga en trozos largos y añádelos a la ensaladera donde están las cebolletas y el kale; rocía todo con el zumo de limón. Mézclalo con la levadura nutricional, las almendras, el aguacate, la granadas y los boniatos que preparaste al principio. Remueve bien todos los ingredientes. Hasta aquí, incluso sin la salsa, la ensalada ya está deliciosa. Sazona al gusto.

Pon en una batidora todos los ingredientes de la salsa y mézclalos. Añade la salsa a la ensalada.

Ensalada de tomate y aguacate

INGREDIENTES (PARA 6 PERSONAS)

- 6 tomates cortados en rodajas.
- 2 aguacates maduros cortados en cuadraditos.
- 2 cabezas de hinojo, sin las partes duras y cortadas en tiras finas.
- 2 cebollas chalotas.
- ¼ de taza de pistachos y nueces bien molidos.
- 1 manojo grande de hojas de menta bien picadas.
- 1 manojo grande de hojas de albahaca bien picadas.
- Zumo de 1 limón.
- 3 cucharadas de aceite de pistacho o nuez (se puede sustituir por aceite de oliva virgen extra).
- Sal marina y pimienta negra al gusto.
- Un poco de menta, albahaca o cebollino para aderezar.

Para la salsa de alcaparras

- ½ taza de alcaparras.
- Ralladura de 1 limón.
- Pimienta negra en grano.
- 1 taza de aceite de oliva virgen extra.
- (Opcional) ½ cucharada de copos de chile.

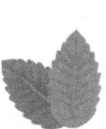

Preparación

Primero haz la salsa: en un bol mediano, pon las alcaparras. Para potenciar su sabor, pica 5 alcaparras y dóralas con un poco de aceite. Si se añaden los copos de chile, incorpóralos a la sartén y dóralos junto a las alcaparras (le dará un sabor más picante). En cuanto se empiecen a pegar a la sartén, sácalos y añádeles el resto de los ingredientes, y compleméntalo con la ralladura de limón y la pimienta. A medida que vas mezclando todo con una cuchara, ve agregando el aceite de oliva.

Pon en un bol el hinojo, los tomates, las cebollas, el aguacate, los pistachos, la menta, la albahaca, el zumo de limón, el aceite, la sal y la pimienta. Ten en cuenta que la salsa de alcaparras «se come» el sabor de todos los ingredientes, así que con un poquito de salsa es suficiente.

Si tienes en casa algún molde con forma de anillo, llena uno de ensalada y presiona con los dedos para que quede compacto, luego quita el molde, rocíalo con la salsa de alcaparras y aderézalo con cebollino, albahaca o menta.

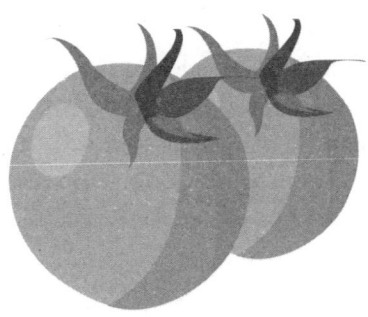

Yakimeshi de col

INGREDIENTES (3 PORCIONES)

- 1 col.
- 1 cucharada + 1 cucharadita de aceite de sésamo.
- ½ taza de vegetales (brócoli, zanahoria, guisantes).
- 2 cebollinos.
- Sal y pimienta.
- 3 cucharadas de tamari o soja baja en sodio.
- (Opcionales) 1 huevo y 100 g de salmón/pescado.

Preparación

Se le corta el tallo a la col y se parte a la mitad. Si tienes robot de cocina, pícala con la cuchilla de rallar, para que quede como arroz. Si no con un rallador de queso se le da una textura similar. Se calienta la sartén con una cucharada de aceite de sésamo y se añade la col, el cebollino y las verduras, removiéndolo todo constantemente hasta que la col comience a ablandarse (aproximadamente de 3 a 4 minutos). Salpimentar al gusto.

Si se hace con huevo, se bate en un bol y se mezcla con la cucharadita de aceite de sésamo, y cuando la verdura esté tierna, se hace un hoyo en medio de la sartén y se vierte el huevo, revolviendo todo. Luego se agrega el pescado hasta que se cocine y por último se incorpora el tamari o la salsa de soja. Se mezcla todo y se sirve caliente.

Sopa verde de guisantes

INGREDIENTES (PARA 2 PERSONAS)

- 285 g de guisantes congelados.
- 1 cebolla mediana cortada en dados.
- 3 tazas de caldo vegetal bajo en sodio y sin sal añadida.
- 1 lechuga cortada en grandes trozos.

- ⅛ de cucharadita de pimienta negra.
- ⅛ de cucharadita de hojas de estragón seco.
- ½ taza de leche de soja ecológica, almendra o cáñamo sin azúcar.
- 1 cucharada de zumo de limón.

Preparación

En un cazo, calienta 2-3 cucharadas de agua, junto con la cebolla y deja que se haga unos 5 minutos, o hasta que esté tierna. Añade el caldo, los guisantes, la lechuga, la pimienta y el estragón, llévalo a ebullición y deja que se haga a fuego lento unos 10 minutos.

Incorpora la leche y vete mezclando todos los ingredientes en la batidora, hasta que quede cremoso. Cuando tengas toda la sopa entera lista, vuelve a ponerla en el cazo y caliéntala un poco; añade el zumo de limón y retíralo del fuego.

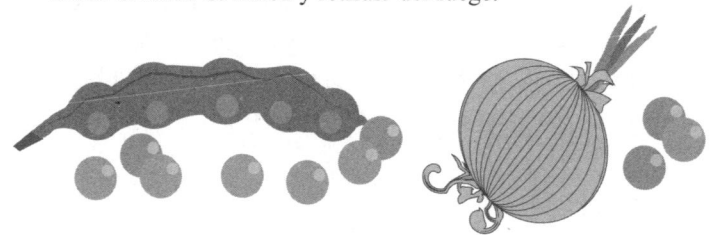

Sopa de calabacín y berro

INGREDIENTES (PARA 4 PERSONAS)

- 4 calabacines cortados en dados.
- 275 g de berros picados y sin tallos.
- 1 cucharadita de aceite de coco (¼ de cucharadita de aceite de oliva para aliñar luego).
- 1 cebolla mediana cortada en dados.
- 4 apios cortados en dados.

- 1 cucharada de mantequilla de almendras o 70 g de anacardos.
- 1 litro de caldo vegetal bajo en sodio y sin sal añadida. Sin glutamatos.
- Sal y pimienta negra molida al gusto para sazonar.

Preparación

En una sartén, pon el aceite a calentar a fuego medio. Añade la cebolla y el apio y cocínalos 5 minutos, hasta que estén tiernos. Agrega los calabacines y saltea todo unos 3 minutos. Incorpora la mantequilla de almendras o los anacardos y el caldo y llévalo a ebullición. Reduce el fuego y deja que se haga lentamente durante 5 minutos o hasta que los calabacines estén tiernos. Añade los berros y deja que se haga otros 3 minutos más, después apaga el fuego.

Con una cuchara que cuele el líquido, pon las verduras en una batidora o robot de cocina y bátelo, junto con 250 ml de caldo, hasta que quede cremoso. Vuelve a ponerlo en la sartén y remuévelo bien. Sazona con la sal y la pimienta y aliña cada plato con el aceite que reservaste. Sírvelo con la ensalada y la proteína que elijas.

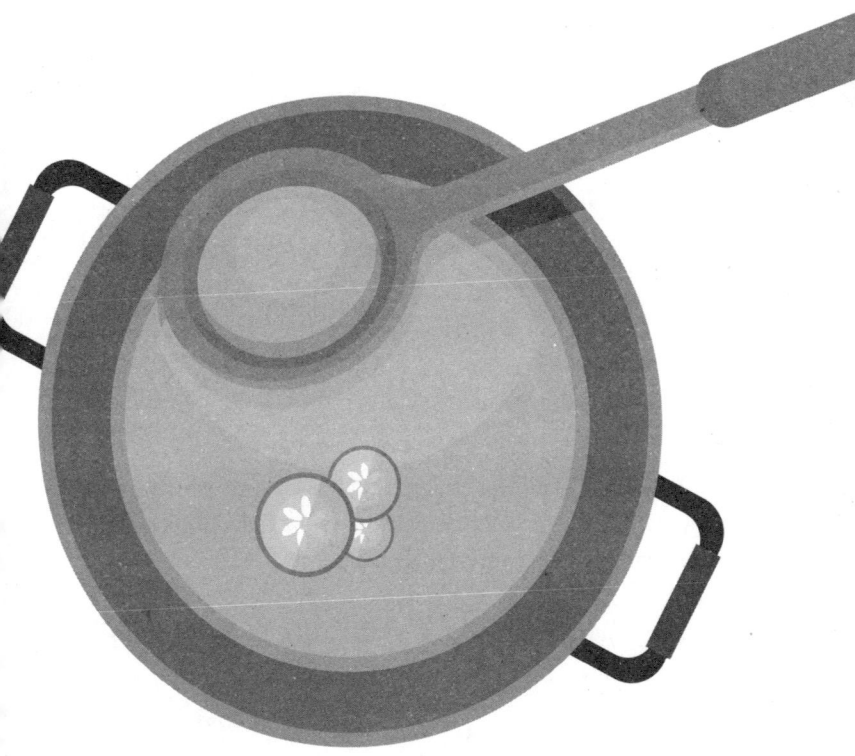

Ensalada de germinados y espirulina

INGREDIENTES (PARA 2 PERSONAS)

- 1 manojo grande de germinados.
- De 150 a 200 g de preparado de mix de lechugas.
- 2 pepinos pelados y cortados en rodajas.
- ¼ de taza de cáñamo.
- 1 pizca de sal marina.

Para la salsa de espirulina

- 1 cucharada de espirulina.
- 1 aguacate maduro.
- ¼ de taza de aceite de oliva virgen extra.
- ¾ de taza de agua.
- 1 cucharadita de sal marina.
- 1 cucharada de zumo de limón.

Preparación

Primero haz la salsa: en una batidora, pon todos los ingredientes y mézclalos.

En un bol, junta la mezcla de lechugas, los germinados y el pepino y añade suficiente salsa para que cubra todo. Espolvoréalo con las semillas de cáñamo y sazona al gusto.

Consejo detox

La espirulina contiene aminoácidos, omega 3 y todo tipo de minerales. Es uno de los grandes tónicos para la belleza y la juventud.

Ensalada de aguacate con tropezones

INGREDIENTES (PARA 2-3 PERSONAS)

- 2 aguacates maduros cortados en trozos largos.
- 1 tomate grande sin semillas cortado en trozos.
- 1 pepino mediano pelado y cortado en rodajas.
- 1 lata de corazones de palmito, escurridos y cortados.
- 10 aceitunas picadas sin hueso.
- ¼ de taza de semillas de calabaza o nueces.
- ¼ de taza de aceite de oliva virgen extra.
- ¼ de taza de eneldo fresco molido.
- 2 cucharadas de levadura nutricional.
- 1 pizca de sal.
- (Opcional) 1 o 2 cucharadas de espirulina.

Preparación

En un bol grande, pon todos los ingredientes juntos y deja que la mezcla repose unos 5-10 minutos, para que se mezclen bien los sabores.

Quinoa con corazones de palmito

INGREDIENTES (PARA 2 PERSONAS)

- 1 taza de quinoa.
- 1 lata de corazones de palmitos, escurridos y cortados en rodajas pequeñas.
- 2 tazas de agua.
- 1 tomate grande maduro y cortado.
- ½ taza de aceitunas Kalamata.
- 1 diente de ajo picado.
- 2 cucharadas de orégano fresco.
- ¼ de taza de aceite de oliva virgen extra.
- 2 cucharadas de vinagre de vino.
- 2 o 3 cucharaditas de sal marina.
- 1 manojo de cilantro fresco picado.

Preparación

En un cazo mediano, pones la quinoa con abundante agua. Tápalo, llévalo a ebullición y deja que se cueza a fuego lento unos 15 minutos. Retíralo del fuego y deja que repose, tapado, 5 minutos más.

En un bol, mezcla los palmitos, el tomate, las aceitunas, el ajo, el orégano, el aceite, el vinagre y la sal. Cuando la quinoa esté bien fría, agrega el cilantro picado, junta todo, remueve bien y sirve.

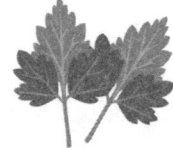

Sopa fría de aguacate y pepino

INGREDIENTES (PARA 2 PERSONAS)

- 2 aguacates maduros.
- 2 pepinos grandes, pelados, sin pepitas y ya cortados.
- 1 taza de anacardos.
- Zumo de 1 limón.
- 1 diente de ajo.
- 2 cucharaditas de sal marina.
- 1 taza de agua.

Para decorar

- 2 hojas de menta.
- 1 chorrito de aceite de oliva.
- 1 pizca de sal o de paprika.

Preparación

Mezcla todos los ingredientes de la sopa en una batidora, hasta que esté suave y cremosa. Sírvela inmediatamente, decorada con las hierbas y la sal o la paprika. También puedes dejar reposar la mezcla en un recipiente hermético 30 minutos y servirlo después.

Ensalada de calabaza asada, aceitunas, aguacate y rúcula

INGREDIENTES (PARA 4 PERSONAS)

- 1 calabaza grande o 3 calabacines medianos.
- 1 taza de aceitunas sin hueso.
- 2 aguacates.

- 2 bolsas de rúcula.
- 1 cucharada de paprika.
- 1 cucharada de hierbas provenzales.

Para la salsa

- 1 cucharada de tamari.
- 2 cucharadas de vinagre de manzana.

- 1 cucharada de aceite de oliva.
- Sal y pimienta al gusto.

Preparación

Precalienta el horno a 200° (si es de aire, a 180°). Pela y corta la calabaza, ponla en una bandeja de horno y aliñala con sal y pimienta, la paprika y las hierbas provenzales, mezcla todo bien, para asegurarte de que todos los sabores ligan bien. Deja que se haga la calabaza durante unos 40 minutos, hasta que esté tierna. Una vez hecha, apártala y deja que enfríe.

Haz la salsa mezclando todos los ingredientes y sazónala a tu gusto. Mezcla la salsa con la rúcula y las aceitunas, después corta los aguacates y añádelos a la vez que la calabaza, cuando esté fría.

Truco: puedes convertir esta ensalada en caliente para el invierno, sustituyendo la rúcula por espinaca al vapor.

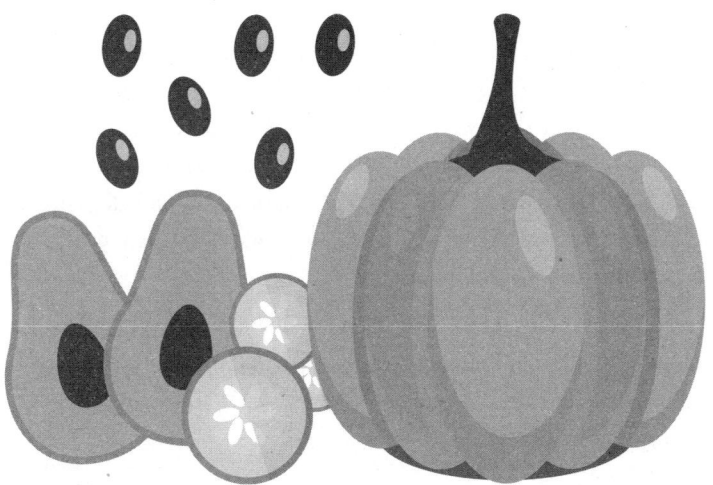

Guacamole de quinoa

INGREDIENTES (PARA 1 RACIÓN)

- 1 taza de quinoa.
- 1¾ de taza de agua.
- ½ cucharadita de sal marina.
- 1 cucharada de aceite de oliva.
- Zumo de 2 limas.
- 3 cucharadas de cilantro.
- ½ pimiento rojo cortado.
- ½ taza de cebolla roja ya cortada.
- ½ taza de aguacate.

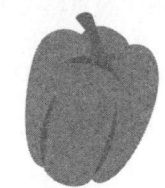
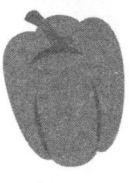
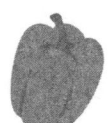

Preparación

Deja en remojo la quinoa 1-8 horas. Escurre. Ponla en una olla o sartén para que se haga, añade agua y salpimienta al gusto. Hiérvelo todo, reduce el fuego hasta que absorba todo el agua (unos 15 minutos). No remuevas el grano mientras se está cocinando. Para comprobar si está hecha, inclina la sartén para un lado, asegurándote de que toda el agua está absorbida. Destápalo y deja que repose de 5 a 10 minutos.

Coloca el aceite de oliva, el zumo de las limas y el cilantro en un bol y añade el pimiento rojo, la cebolla roja y el aguacate. Mézclalo todo. Añade la quinoa y mezcla bien. Servir templado o a temperatura ambiente.

Sopa de kale y quinoa

INGREDIENTES (PARA 1 PERSONA)

- 225 g de kale fresco.
- ½ taza de quinoa ya cocinada.
- 2 tazas de caldo de verduras.
- 2 tazas de agua.
- 1 cucharadita de aceite de coco.
- 1 cebolla grande cortada.
- Zumo de 1 limón.
- Sal marina y pimienta al gusto.

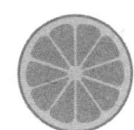
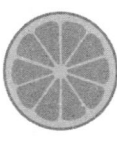
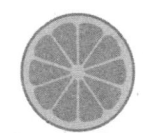

Preparación

Corta bien el kale, descartando los tallos gruesos. En una sartén grande, calienta el aceite a fuego medio, y añade la cebolla friéndola hasta que esté transparente, unos 5-6 minutos. Añade después el caldo, el kale, la quinoa y el zumo de limón. Llévalo a ebullición y reduce el fuego. Tapa y cuece a fuego lento durante 30 minutos (añade más agua o caldo si es necesario). Sazona al gusto.

Pescados y huevos

Burrito de desayuno

INGREDIENTES (PARA 2 PERSONAS)

- 2 huevos enteros.
- 4 claras de huevo.
- 1 cucharadita de mantequilla de coco.
- 1 puerro cortado en rodajas finas (solo la parte blanca).
- 1 diente de ajo picado.
- ¼ de taza de pimiento rojo picado.
- ¼ de taza de champiñones cortados en rodajas finas.
- ¼ de taza de brócoli picado.
- 4 hojas de lechuga romana o iceberg o 2 wraps de cereal germinado o tortilla de maíz.
- 2 cucharadas de salsa.
- 1 aguacate cortado en rodajas.

Preparación

Bate los huevos y las claras en un bol. En una sartén, calienta la mantequilla de coco a fuego medio, añade el puerro y el ajo y saltea durante 1 minuto. Incorpora el pimiento, los champiñones y el brócoli y saltéalos durante 2-3 minutos. Después añade los huevos y remueve bien, hasta que esté hecho.

Dobla las hojas de lechuga y úntalas con salsa, pon el aguacate encima. Envuelve los huevos con las hojas de lechuga y riégalos con la salsa. Sirve inmediatamente. Puedes preparar alguna salsa opcional.

Ensalada de verduras asadas con salmón

INGREDIENTES (PARA 6 PERSONAS)

- 2 pimientos rojos, sin pepitas y cortados en tiras finas.
- 2 pimientos amarillos, sin pepitas y cortados en tiras finas.
- ½ cebolla roja cortada en rodajas.
- 2 tazas de puntas de espárragos.
- 1 taza de tomates secos cortados en rodajas.
- Salmón salvaje cocinado vuelta y vuelta.
- 2 cucharadas de aceite de pepitas de uva.
- Sal marina y pimienta al gusto.
- ½ taza de aceite de oliva virgen.
- 2 cucharadas de vinagre balsámico.
- 1 cucharada de vinagre de vino.
- 1 cucharada de mostaza de Dijon.
- 1 diente de ajo picado.
- ½ aguacate cortado en cuadrados.
- ¼ de taza de almendras peladas.
- (Opcional) 1 taza de corazones de palmitos.
- (Opcional) 1 taza de corazones de alcachofa cortada en cuadrados.
- (Opcional) 1 cucharadita de miel.
- (Opcional) 1 taza de jicama cortada en cuadrados.

Preparación

Precalienta el horno a 190º. Engrasa una bandeja de horno con 2 cucharaditas de aceite. Pon ahí los pimientos, las cebollas y los espárragos y píntalos por ambas partes con el aceite que queda. Sazónalos con sal y pimienta al gusto. Hornéalos durante 30-40 minutos o hasta que estén tiernos. Dales la vuelta a la mitad del tiempo. Sácalos del horno y déjalos enfriar al menos 15 minutos.

Mientras tanto, prepara el salmón y córtalo en cubitos.

En un bol grande mezcla la jicama con los tomates y los palmitos si vas a usarlos. Resérvalos.

En otro bol, mezcla el aceite de oliva con el vinagre balsámico, el de vino, la mostaza, el ajo y la miel, si la usas. Bate bien los ingredientes hasta obtener una salsa cremosa y guárdala en la nevera hasta que la uses.

Junta todas las verduras y la mitad de la salsa y mezcla bien. Añade más salsa y sigue mezclando hasta acabar la salsa y que el conjunto quede cremoso sin gotear.

Sirve la ensalada en los platos, con el salmón encima. Decóralo con el aguacate y las almendras.

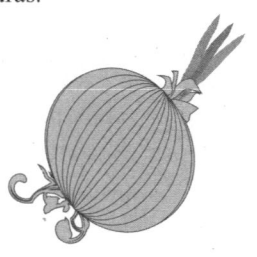

Tacos de lechuga de pescado empanado con quinoa

INGREDIENTES (PARA 2 PERSONAS)

- 3 cogollos de lechuga.
- 2 filetes de pescado blanco sin piel cortado en tiras.
- 1 taza de quinoa ya preparada.
- 1 huevo.
- 1 pepino picado en tiras.
- 2 zanahorias peladas y picadas en tiras.
- 1 cucharadita de aceite de coco.

Para la salsa

- 3 cucharadas de mostaza.
- 1 cucharadita de miel de abeja.
- Sal.
- Agua para hacer líquida la salsa.

Preparación

Hierve la quinoa (1 taza por 2 de agua) y precalienta el horno a 170º. Salpimenta los filetes de pescado y séllalos en la sartén a fuego fuerte, con aceite de coco. Solo queremos que se doren por los dos lados sin que se hagan del todo para que el pescado no pierda su jugo.

Coloca en un bol el huevo batido y en otro la quinoa ya preparada. Sumerge unos segundos los filetes de pescado en el huevo (tiene que ser rápido para que el pescado no sepa a huevo, solo lo vamos a utilizar para que se pegue la quinoa) y después empánalos con la quinoa por todos los lados, que esté bien cubierto, y ponlos en un recipiente para horno.

Mete los pescados al horno. Si tienes aceite de oliva en spray, rocíalos por encima, esto ayuda a que se dore más rápido. En caso de no tener, no pasa nada, solo tarda un poco más en dorarse. Cuando la parte de arriba esté dorada, sácalo y dale la vuelta al pescado. Cuando esté listo, pon las hojas de los cogollos, depende del tamaño de la hoja la cantidad de pescado que utilizamos, y coloca 1 o 2 tiritas de pescado, pepino, zanahoria y la salsa.

Para la salsa: mezcla todos los ingredientes en un bol y reserva.

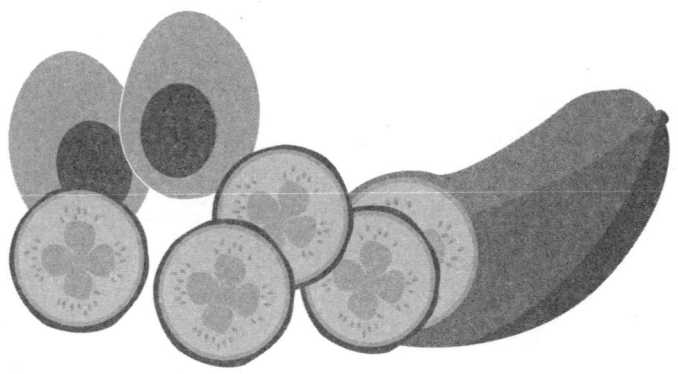

Pescado con ensalada de alcachofa y apio y vinagreta de lavanda

INGREDIENTES (PARA 2 PERSONAS)

- 2 filetes de pescado blanco.
- 1 pizca de sal.
- ¼ de cucharita de pimienta negra.
- 2 cucharadas de aguacate.
- Flores comestibles para decorar.

Para la ensalada

- 1 lata de corazones de alcachofa escurridos y colados.
- El centro de 1 apio (con las hojas amarillas intactas), cortado muy fino en diagonal.
- ¼ de taza de perejil fresco molido.

Para la vinagreta

- 2 cucharaditas de brotes de lavanda machacados.
- ⅛ de taza de aceite de oliva virgen extra.
- 2 ½ cucharadas de zumo de limón.
- Sal marina al gusto.

Preparación

Pon una sartén a fuego medio-alto y rocíala con el aceite de aguacate. Cuando el fuego esté caliente (puedes ver un poco de humo), añade el filete, con la carne hacia abajo. Cocínalo durante unos 2 o 3 minutos, hasta que esté doradito, entonces pon la bandeja en el horno. Dependiendo del grosor de los filetes, no deberían tardar en estar listos más de 5-8 minutos.

Mientras tanto, coloca en un bol todos los ingredientes de la salsa. En otro bol, bate el aceite de oliva, el zumo de limón y los brotes de lavanda. Añade tres cuartos de la salsa a la ensalada, mézclalo bien y sazona al gusto.

Saca el pescado del horno y divide los filetes en 2 platos y sirve media ensalada en cada uno. Rocía los filetes con el cuarto de salsa que queda. Decora con las flores comestibles.

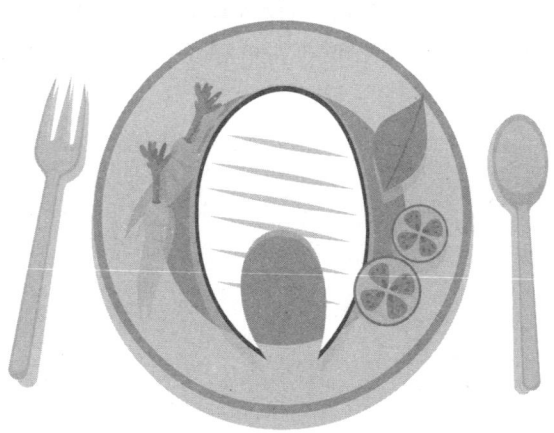

Pescado preparado

INGREDIENTES (PARA 5 PERSONAS)

- 5 filetes de pescado blanco.
- 1 cebolla morada grande picada muy finita.
- 1 manojo de cilantro picado finamente.

- 3 limones.
- ½ taza de aceite de oliva.
- 2 cucharadas de vinagre balsámico.
- 1 cucharadita de tamari.

Preparación

Pon los filetes con los ingredientes de la marinada (vinagre balsámico, aceite de oliva, limón y tamari) y deja reposar 1 hora (es para que el pescado no huela y pierda el sabor fuerte). Asa el pescado a la parrilla hasta que esté hecho. Desmenuza finamente. Mezcla (la cebolla y el cilantro y revuelve con el pescado).

Bonito con ensalada de pepino

INGREDIENTES (PARA 2 PERSONAS)

Para la ensalada

- 4 pepinos en rodajas finas.
- ½ aguacate en dados.
- 1 cucharada de aceite de oliva virgen.
- 2 cucharaditas de eneldo picado.
- 1 chalota picada.
- 1 cucharadita de zumo de limón.
- Sal y pimienta al gusto.

Para el bonito

- 2 filetes de bonito.
- Zumo de 1 lima.
- 2 dientes de ajo picado.
- 2 cucharaditas de jengibre rallado.
- 1 cucharadita de miel.
- 2 cucharaditas de aceite de coco.
- 3 tazas de mezcla de lechugas.

Preparación

Para la ensalada: en un bol mediano, mezcla todos los ingredientes con la sal y la pimienta al gusto. Tápalo y déjalo enfriar 30 minutos.

Para el bonito: en otro bol, mezcla el zumo de lima, el ajo, el jengibre y la miel. Sazónalo con sal y pimienta al gusto. Marínalo, cúbrelo y déjalo en la nevera entre 15 y 30 minutos. Después, en una sartén, calienta el aceite de coco a fuego medio. Haz el bonito vuelta y vuelta, retíralo del fuego, córtalo en rodajas y ponlo encima de la ensalada.

Pargo a la parrilla con ensalada

INGREDIENTES (PARA 4 PERSONAS)

- 4 filetes de pargo.
- 1 cucharadita de aceite de oliva virgen.
- Sal y pimienta negra molida al gusto para sazonar.
- 1 limón cortado en 4.

Para la ensalada

- 1 lechuga romana.
- ½ aguacate cortado en dados.
- 100 g de rúcula.
- 100 g de germinados.
- 6 rábanos cortados en rodajas finas.
- 150 g de tomates cherry cortados por la mitad.
- 2 cucharadas de zanahorias ralladas.
- 2 cucharadas de remolacha rallada.
- 2 cucharadas de aceite de oliva virgen.
- Zumo de 1 limón.
- 1 cucharada de mostaza de Dijon.

Preparación

Corta la lechuga y la rúcula y ponla en un bol, mezclada con el aguacate, los germinados, los rábanos, los tomates, las zanahorias y la remolacha. En otro bol, bate el aceite, el zumo de limón y la mostaza y añade la salsa a la ensalada. Ponla en cuatro platos y déjala reposar.

Calienta el grill o la plancha a fuego medio. Pinta cada filete de pargo con un poco de aceite y sazónalo con sal y pimienta. Cuando el grill o la plancha estén calientes, cocina el filete unos 3 minutos o hasta que esté hecho. Sírvelo encima de la ensalada, con una rodaja de limón a un lado.

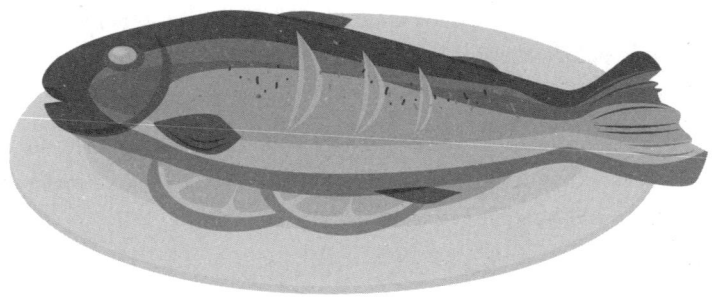

Ensalada de huevo

INGREDIENTES (PARA 2 PERSONAS)

- 6 huevos ecológicos.
- ¼ de taza de cebollas chalotas.
- 1 pepino.
- 1 tallo de apio molido.
- 2 cucharadas de perejil picado.
- 1 cucharadita de aceite de coco.
- 1 cucharada de vinagre de vino.
- 2 cucharadas de mostaza ecológica.
- 1 o 2 cucharaditas de sal marina.

Preparación

Pon los huevos a cocer en un cazo con agua fría. Cuando estén, apaga el fuego, tapa el cazo y déjalos reposar 5 minutos. A continuación, pásalos por agua fría hasta que se enfríen. Pela los huevos y ponlos en un bol. Luego con tus manos, o con un tenedor, machácalos todo lo que quieras; añade las cebollas, el pepino, el apio, el perejil, el aceite, la mostaza y la sal. Pruébalo por si tuvieras que sazonar más.

Variaciones: en vez de vinagre y mostaza, puedes añadirle 2 cucharaditas de curry y 1 cucharada de zumo de limón. Prueba a sustituir el perejil por eneldo.

Bacalao al horno con salsa olivada

INGREDIENTES (PARA 4 PERSONAS)

- 4 filetes de bacalao o cualquier otro pescado blanco.
- 180 g de aceitunas kalamata sin hueso.
- 35 g de alcaparras.
- 1 cucharada de ralladura de limón, más el zumo de 1 limón.
- 60 g de perejil picado.
- 2 dientes de ajo.
- 60 g de nueces.
- 50 ml de aceite de oliva virgen.

Preparación

Precalienta el horno a 180°. En un robot de cocina o similar, mete las aceitunas, las alcaparras, el limón, el perejil, el ajo y las nueces y mézclalo durante 20 segundos. Añade el aceite durante la mezcla. Extiende una cucharada de la salsa recién hecha en cada filete de bacalao y ponlos en un plato o bandeja especial para horno. Hornéalos durante 20 minutos.

Ensalada tailandesa de pescado

INGREDIENTES (PARA 4 PERSONAS)

Para el pescado

- 4 filetes de pargo o lubina.
- 475 ml de caldo de pescado.
- Un trozo de jengibre pelado y rallado.
- 2 cucharadas de citronela cortada muy fina.

Para la salsa

- 120 ml de zumo de lima, más la ralladura de una lima.
- Otro trozo de jengibre pelado y rallado.
- 2 cucharadas de tamari sin gluten y bajo en sodio.
- ½ cucharadita de pasta de curry (más si fuera necesario).
- 2 cucharadas de aceite de oliva virgen.

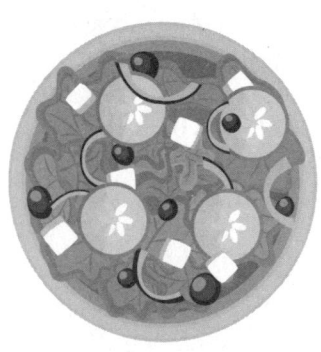

Para la ensalada y la guarnición

- 1 manojo de hojas de cilantro fresco.
- 2 dientes de ajo machacados.
- 1 pak choi mediano cortado en rodajas finas.
- 1 zanahoria mediana pelada y cortada en rodajas finas.
- 1 pepino pelado y cortado en rodajas finas.
- 6 puntas de espárragos cortadas en diagonal.
- 200 g de brotes de soja.
- 4 cebollas cortadas en diagonal.
- 1 pequeño manojo de hojas de menta fresca.
- 1 lima cortada en rodajas finas.
- 1 manojo de hojas de albahaca.

Preparación

En una sartén de unos 20 cm, pon el pescado con 1 cm de caldo, el jengibre y la citronela. Tápalo y deja que se haga a fuego medio unos 3-4 minutos o hasta que el pescado esté listo. Retira el pescado de la sartén sin el caldo y déjalo enfriar en un plato.

Bate todos los ingredientes de la salsa en un bol. Mezcla todos los ingredientes de la ensalada en otro bol, junto con la mitad de la salsa. Reparte la ensalada en 4 platos. Pon el pescado encima de la ensalada y alíñalo con lo que queda de salsa. Decóralo con las rodajas de lima y la albahaca.

Frittata de hierbas

INGREDIENTES (PARA 2 PERSONAS)

- 2 huevos enteros orgánicos.
- 4 claras de huevos orgánicos.
- 2 cucharadas de aceite de coco.
- ¼ de taza de cebolla roja picada.
- ½ taza de yemas de espárragos.
- 2 dientes de ajo molido.
- 2 manojos de hojas de espinaca.
- 1 tomate en rama cortado en rodajas finas.
- 1 cucharadita de romero.
- 1 cucharadita de tomillo.
- Sal y pimienta al gusto.

Preparación

Precalienta el horno a 190º. Bate las claras con los huevos enteros en un bol y déjalos reposar. En una sartén antiadherente, calienta una cucharadita de mantequilla clarificada o aceite de coco y saltea las cebollas y los espárragos unos 2 minutos o hasta que estén tiernos. Añade el ajo y saltéalo otros 2 minutos, luego las espinacas y haz lo mismo. Retira la cebolla, los espárragos y el ajo de la sartén y ponlos en un plato.

Pon la otra cucharadita de mantequilla o aceite en la sartén y vierte los huevos, cuando se empiecen a hacer, añade de nuevo cebolla, los espárragos y el ajo, junto con las espinacas y las hierbas, pero no lo revuelvas, deja que la mezcla coja la forma circular y se haga durante 5 minutos.

Traspasa la sartén al horno y que se haga 5 minutos o hasta que esté dorada. Pon la frittata en un plato y decórala con las rodajas de tomate.

Opción vegana: usa 225 g de tofu (que equivale a 4 huevos). Sigue la receta igual, sustituyendo el huevo por el tofu. La *frittata* tendrá otro aspecto, pero está igual de rica.

Pueden sustituirse las hierbas frescas por hierbas secas, pero por salud y sabor son mejor las frescas. Si usas hierbas secas, no eches más de una cucharadita.

Huevos rancheros

INGREDIENTES (PARA 2 PERSONAS)

- 2 huevos enteros.
- 2 claras de huevo.
- 2 cucharadas de aceite de coco.
- 2 chalotas.
- 1 diente de ajo picado.
- ½ taza de alubias pintas, que hayan estado en remojo toda la noche y ya estén cocidas, o de alubias en lata.
- ¼ de cucharadita de comino.
- Pimienta al gusto.
- 2 tazas de brotes de espinacas (o 2 tortillas de maíz ecológico).
- 2 cucharadas de salsa picante.
- (Opcional) ½ cucharadita de paprika o chipotle.
- (Opcional) ½ cucharadita de sal de ajo.

Preparación

En una sartén mediana, calienta 1 cucharada de aceite de coco a fuego medio y saltea las chalotas y el ajo durante 3 minutos. Añade las alubias, el comino y la paprika y sazona con pimienta al gusto. Cocina las alubias unos 4 minutos, removiendo con frecuencia. Apártalo del fuego y mantenlo caliente.

Bate los huevos y las claras en un bol. Calienta el resto del aceite en una sartén pequeña y haz los huevos ahí hasta que estén dorados. Sazona al gusto. Pon las espinacas o las tortillas en un plato, añade los huevos, las alubias y la salsa.

Postres

Helado de plátano

INGREDIENTES (PARA 2 PERSONAS)

- 2-8 plátanos maduros, cortados en trozos y previamente congelados la noche anterior (6 a 8 horas).

Preparación

Saca los plátanos del frigorífico y deja que se descongelen unos 5-10 minutos. Ponlos en la batidora hasta que tengan la consistencia de un helado. ¡Y ya está! ¡De verdad! Sírvelo inmediatamente.

Toppings (¡siempre es bueno tener varias opciones!)

Espolvoréalo:

- Con cacao nibs.
- Con ½ taza de nueces tostadas (en una sartén unos 5-10 minutos. Ten cuidado de que no se quemen).
- Con canela.
- Con un poco de miel.
- Con un poco de extracto de vainilla.
- Con frutos rojos congelados, ¡o cualquier otro tipo de fruta congelada que te guste!

Banana chocolate pudding

INGREDIENTES (PARA 2 PERSONAS)

- 2 plátanos muy maduros.
- ⅓ de taza de cacao en polvo.
- 6 aguacates maduros.
- 1 taza de leche de coco.
- ¼ de taza (o menos) de sirope de arce ecológico o miel cruda.
- 1 cucharadita de vainilla.
- 1 pizca de canela.

Preparación

Mezcla todos los ingredientes en un Vitamix o batidora hasta que estén cremosos y esponjosos. Servir inmediatamente o almacenar en un bol de cristal, tapándolo con un film transparente y conservándolo en la nevera.

Zumo verde detox

RECETA EXTRA

INGREDIENTES

- 1 manojo de kale ecológico o cualquier hoja verde.
- 1 pepino ecológico.
- 2 tallos de apio.
- 1 limón.
- 1 manzana verde (o roja) o piña (preferiblemente ecológica).
- 1 trozo fino de jengibre.

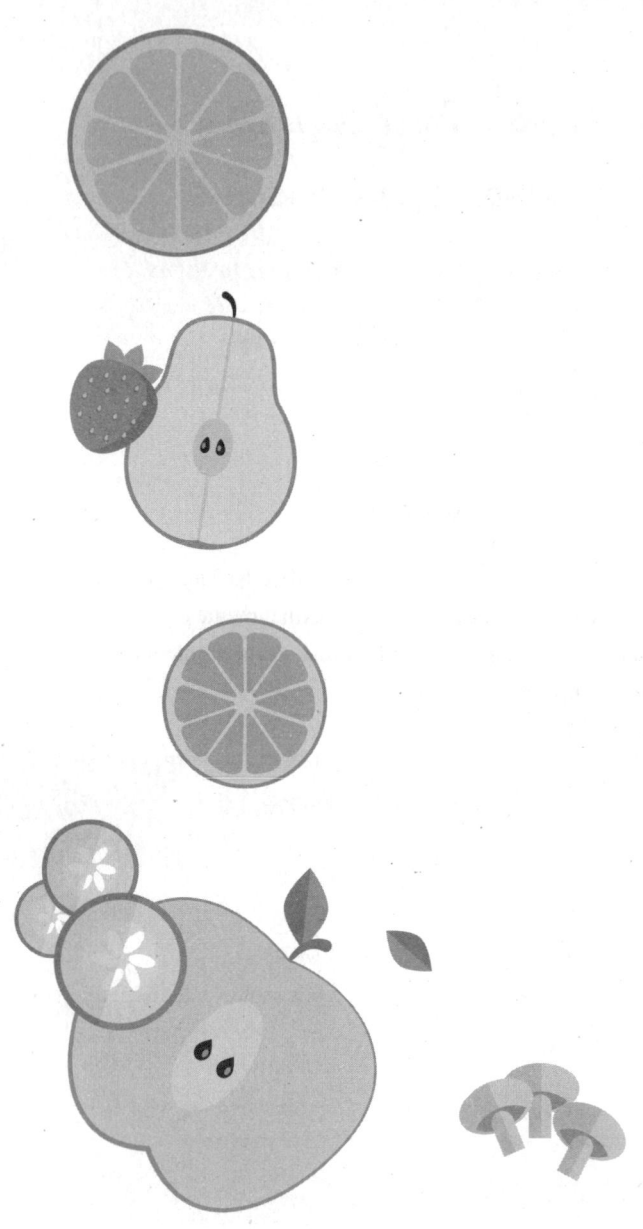

CONCLUSIÓN

*Los ciudadanos saludables son el mayor activo
que un país puede tener.*

WINSTON CHURCHILL

La mitad de la población está a dieta y probablemente la otra mitad acaba de terminarla o está pensando en que debería de perder unos kilos. Un gran porcentaje de la población tiene sobrepeso y aproximadamente el 70 por ciento morimos prematuramente por enfermedades que en parte son prevenibles con hábitos saludables. Cargamos con kilos extra, nos falta energía y no nos sentimos bien con nosotros mismos. Se acepta socialmente que seamos una civilización con una alimentación adictiva y tóxica, pero en vez de aplaudir a los que se cuidan a través de la alimentación correcta y el deporte, les tachamos de «aburridos», «extremistas» o «raros» en letras escarlatas. Nos parece perfectamente normal bombardear a nuestro cuerpo con comida basura, alcohol y tabaco, pero está mal visto comer bien y decir que no a ciertos alimentos. Tenemos que acabar con esta locura, tomar consciencia y generar un cambio.

No te vuelvas a poner a dieta, mejor cambia tu dieta. Dejemos de buscar al siguiente nutricionista con una nueva dieta milagro; en realidad lo que queremos es un hada madrina que con su varita mágica haga desaparecer nuestros kilos extra, nos deje con mucha energía, guapos y con una piel brillante y luminosa. Pero fuera del mundo de Disneylandia no existen los milagros, no somos Cenicienta ni el príncipe azul ni el hada madrina para rescatar a nadie. Lo que debemos es aceptar el hecho de que somos los responsables de cada una de nuestras acciones, de nuestras vidas y de lo que nos metemos en la boca. Darnos cuenta de que cada acción tiene una reacción, ya sea positiva o negativa.

Yo te recomiendo tomar poca sal, reducir el consumo de animales y buscar calidad más que cantidad. Di no a los alimentos procesados e industriales, puesto que si no entiendes los ingredientes, probablemente tu cuerpo tampoco lo hará; y cambia la mentalidad de «quiero pero no puedo». Prohibirte ciertos alimentos generará el efecto del «fruto prohibido», ya que aquello a lo que te resistes, persiste. Así que mejor piensa: «Puedo pero no quiero», elijo algunos alimentos por lo que son pero escojo no comerlos porque no me hacen bien.

Centrarte en el valor nutricional de los alimentos es el criterio para escoger qué comer; ver si el alimento va a fomentar la vitalidad y la longevidad. Toma legumbres, cereales integrales, frutas, verduras, grasas saludables y superalimentos. Haz zumos y batidos. Por favor, ¡levántate ya del sofá y sé activo! Camina en la oficina, baila en tu salón y olvídate de las calorías, que es un concepto del pasado. Mejor piensa en micronutrientes, vive, sé feliz, ayuda a los demás y resulta productivo.

Al fin y al cabo se trata de longevidad. Lo que espero hayas aprendido con este libro no se mide en los kilos que vas a perder, sino en lo que vas a ganar: una mente ágil y un cuerpo sano que le dé forma a lo que tu mente sueña; una confianza y amor que procede de quererte, cuidarte y respetarte. Al principio has de utilizar una disciplina para tomar decisiones constantes que te impulsan hacia una meta que tú has elegido: una vida sana, plena y feliz. La salud se construye. Cada vez que tomas una decisión fortaleces tu disciplina y así irás cambiando los hábitos. La buena salud tiene como uno de sus cimientos ser consciente de la situación, pero ello dependerá de la responsabilidad y el amor propio.

El nivel actual de salud es simplemente inaceptable. Si más de la mitad de la población tiene sobrepeso y/o obesidad, se genera un coste económico alto, ya que las enfermedades crónicas y prematuras bajan la productividad, nublan la mente y demandan más días libres por enfermedad. Los gastos en sanidad pública y medicamentos son excesivos y vienen directamente de nuestros impuestos. Y por si fuera poco, las tasas TAN altas de obesidad infantil son como una bola de cristal que nos enseña el futuro de nuestro país. El estilo de vida tóxico reduce la calidad y cantidad de años de vida. Necesitamos una población activa para poder estar al nivel de un mundo en movimiento que exige países y economías fuertes. Necesitamos una población de consumidores conscientes que elijan alimentos sostenibles y funcionales para beneficiar al medio ambiente. Así que comer bien es lo mejor para ti, para tu familia, para tu país y para nuestro planeta. Cámbiate a ti mismo y tu mundo cambiará. Como decía Gandhi: «Sé el cambio que quieres ver en el mundo».

Índice de recetas

Este libro se terminó de imprimir
en el mes de junio de 2024